糖尿病 高血圧 認知症

持病を悪化させない生き方

60歳過ぎを楽しく生きる

精神科医
和田秀樹

愛し野内科クリニック院長
岡本 卓

徳間書店

はじめに

健康診断やワクチン接種の問診、団体旅行の申し込み、保険の加入手続きや介護施設への入所に至るまで、必ずと言ってもいいほど聞かれるのは「あなたは持病がありますか?」という問いです。

持病の存在は言葉にした途端、心に影を落とします。

糖尿病、高血圧、認知症……。誰もが一度は耳にしたことがあるこうした病は、私たちの生活を窮屈なものにする病気です。今は元気だし、自由気ままを尊重し、持病を視界に入れまいと放置しておけば、命を脅かしかねません。

確かに、持病があると、食事制限を強いられたり、挑戦してみたいスポーツもできなかったり、みんなに迷惑をかけたくないからと遠出を諦めたりすることもあるでしょう。積極的に治療しようと前向きになっても、薬の副作用で日常生活に影響がでたり、時には他の臓器に悪影響を及ぼすこともあります。定期的に受診し、モニタリングに時間を割く必要もあるでしょう。

持病に向き合うことは容易なことではありません。だからといって「もうやぁ〜めた。これも運命だ」と放り投げる理由にはなりません。むしろ、この状況を、どうすれば「少しでも」良くできるか考えるチャンスと考えていただきたいのです。

この本は、そんなあなたのための道しるべです。

第1部では、高齢者医療にも長年携わってきた精神科医の和田秀樹先生と、持病を悪化させない心得、なかでも高齢者になったらストレスを取り除くことがいかに持病を悪化させず、毎日を気分よくすごすために重要か対談させていただきました。和田先生のご自身の体験を踏まえた日々の過ごし方は、参考にできる点が多いのではないでしょうか。

また、高齢者のメンタルと病気や健康の問題についてのアドバイスも紹介しています。

第2部では、「糖尿病・血圧・認知症」に関する最新の医学に基づいた、今からできる具体的な方法をたくさん紹介しています。食事、運動、睡眠、ストレスとの付き合い方、そして心の持ちよう。これらを自分の個性を活かしてバランスよく整えることで、病気の進行を抑え、穏やかな毎日を送ることは、決して夢物語ではありません。

「ずっと付き合っている病気だから」「どうせ治らないから」と、あなたがもっている知識や情報で決めつけてはいけません。医学、そして医療は日進月歩で進化しています。新しい知識と実践的な方法を見きわめ、主体的に自分の持病をコントロールして、病気にとらわれない自分らしい人生を歩んでいきましょう。

さあ、この本を開いて、あなたが選ぶ新しい一歩を踏み出してみませんか。

２０２４年12月

岡本　卓

目次

第2部　最新研究が教える持病を悪化させない生活習慣のヒント　岡本 卓

第3章　ストレスを手なずけ糖尿病の深刻化を回避しよう　91

第4章　血圧を気にする人の生活習慣

第5章　迫り来る認知症の波、私たちにできることは？　179

デザイン：鈴木俊文（ムシカゴグラフィクス）

第１部

これからの持病との向き合い方

第１章

持病を悪化させない、あるいは毎日を気分よく過ごすために

［対談］

和田秀樹（精神科医）

岡本 卓（愛し野内科クリニック院長）

ストレスが持病を悪化させている

岡本　本書では、基本的には糖尿病と高血圧と認知症について、持病を悪化させないためにできる面白そうなトピックを、最新の医学研究、大規模な調査結果をしらみ潰しに調べて紹介しようと思います。

そして和田先生がおっしゃっているように、持病を悪化させないためにストレスがないように過ごすことも大切だということを、日々クリニックで患者さんと接している医師という立場からお話ししたいと思います。

ただ、人間のストレスというものは非常に測りにくいので、まず私がクリニックで診た3人の患者さんのケースをお話しします。

事故のPTSD（ストレス障害）で糖尿病が悪化

私のクリニックに通って来ている50歳の男性は、20代の終わりに非常に大きな交通事故に遭って、それがＰＴＳＤ（心的外傷後ストレス障害）にもなって日常生活にも支障が出ていて、さらに糖尿病を発症されていました。インスリン注射も1日に90単位を2回打っているような症状が重い方です。つまり、1日に１８０単位ものインスリンを打っているわけです。日本人の糖尿病患者の平均のインスリン投与量は、1日あたり30単位前後とされていますから、いかにこの方が大量のインスリンを必要とするかがわかります。

結局、いろんなストレスが重なって糖尿病が悪化してしまったというケースで、他の病院などで診てもらえず、当院で治療に当たることになったのです。それで朝と夜に患者さんに血糖値を調べてもらい、それを聞いて私のほうからインスリン量を指示して管理していたのですが、「マンジャロ」という糖尿病の新薬が出てきて何とか落ち着いたという感じです。

つまり、大きな交通事故とか、人生の中で起こるストレスが生活習慣病に与える影響がいかに大きいか。例えば、そういうことが起きたときにどう私たちが向き合っていかなければいけないか、すごく教えられた症例じゃないかなというふうに思っています。

本人の意欲が病状を改善させた

岡本　もう一人は45歳の女性で糖尿病を患っている方で、意欲の低下や日常生活の管理なども難しくなる統合失調症もあり、インスリン注射も糖尿病の治療薬「マンジャロ」もやっていて、血糖コントロールに関しては非常に難しかった方です。しかし、その後、恋人ができたことで急に血糖値が下がってきて、「どうしてもインスリン注射をやめて、その恋人とうまくやりたい」と本人が言うわけです。そのときは、私もインスリンとマンジャロの治療をまさかやめられるとは思っていませんでした。

それこそ和田先生がずっとおっしゃって実践されてもいる、ストレスを取り除いたら持病が良くなるんじゃないかという話を思い出し、本人のインスリンがどれくらい出ているか一日量のＣＰＲで調べたら結構出ていた。それならやってみようかと、いきなりインスリンとマンジャロをやめて以前の飲み薬にしてみたのです。

※ＣＰＲ（Ｃペプチド）：インスリン治療をしている場合でも、自分の膵臓からインスリンがどれくらい出ているのかがわかる指標。

私はすごい非難をされることになると覚悟していましたが、次の日に患者さんに血糖値を連絡してもらうと、朝も晩も空腹時の血糖値が100㎎／dℓぐらい、正常値のレベルなんです。それでもう感動してしまった。

だから結局、メンタル疾患というのがいかに怖いかということと、本人の夢をかなえてあげるということが、これらの病気の回復にいかに重要かというのを教えられました。

8歳から打っていたインスリンが不要になった

岡本　最後に、一番私の心に残っている症例です。

その女の人は8歳で糖尿病になってしまった。インスリン注射を始められて、18歳になってまた具合が悪くなって病院に入院していたら、隣のベッドの人に「とりあえず岡本先生のところに行ってみたらどうだい？」と言われたそうなんです。それで、病院のほうも困っていたから、「じゃあ、あしたにでも行って来たら」となった。どうせ何も変わらないだろうって。

だってものすごく肥満している状態で、インスリンもかなり打っている、18歳でもう10年もインスリンを打っているわけですから。

和田　免疫異常などが原因の1型糖尿病なんですか。

岡本　生活習慣や遺伝が原因とされる2型糖尿病なんです。

和田　8歳で2型になってしまった？

岡本　そうなんです。肥満で糖尿病になってしまった。

今ものすごく多いんですよ、肥満度を示すＢＭＩ（体重と身長から算出）が40を超えている10代の人が。

それで、その女性はお母さんと一緒に来院したのですが、もう人生が終わったという感じで暗いんです。それで私は「インスリンをやめてみますか」と、もう清水の舞台から飛び降りる気持ちでとにかく言ったんです。だってしょうがないでしょう、これで放っておいたって、インスリンをずっと打っていく人生になってしまうわけだから。

その言葉を聞いて、彼女とお母さんの顔が一瞬だけ少し明るくなった。

それでＣＰＲを測ってみると、全然インスリンが出ていない。これはも

※ BMI＝体重kg÷(身長m)^2。18.5〜25未満が普通体重、40以上は肥満（4度）とされる。

う駄目だという感じだったのですが、それでも本人が「頑張る」と言って、頑張って体重を落としたわけです。本人がその気になって取り組んだ分、きっと体も活性化したわけでしょう。その半年後には血糖値が下がっていった。

血糖値があまり下がるので「もう一回測ってみるか」とCPRを測ってみたら、あり得ないことに膵臓が復活してインスリンが出るようになっていたんです。

実を言うともっとすごい話があって、この人はその後、インスリンを打つのをやめ、飲み薬もやめて、結婚して子ども2人を産んでいるんです。

これはとてもレアなケースだとは思うのですが、和田先生がずっとおっしゃっているストレスというものがいかに持病というものを悪化させているのか。ストレスを取り除いて、持病を改善させたという典型例ではないでしょうか。

人間の体にはすごい生命力がある

岡本　私がいつも思うのは、法律というものがあって弁護士が助けてくれるわけでしょう。だけど医者というのはそれとは違う。医学書があって教科書があるんだけれど、その教科書は大体間違っている。だから医者は、教科書は間違っていることがあると全部わかった上で患者さんのほうを診なければいけないのに、医者というのは教科書を患者さんに押しつけるじゃないですか。

和田　おっしゃるとおりですね。

岡本　先生がいつも言っているでしょう。だけど、実は患者をテーラーメイドに診ていない、テーラーメイド医療とあんなに大騒ぎしている割には。

和田　そのとおりですね。

岡本　だから、今の3つの症例がいつも私の頭の中をよぎってしまうのですが、とにかく人間の体にはすごい生命力がある、レジリエンス（ストレスからの回復力）があるんだとつくづく感じます。

やっぱり医者の一言とか周りの一言で、ひょっとしてこうじゃないのと、本人が希望しているような状態をつくってあげると、すごく違う結果になるような気がして、それでこの本をすごく書きたくて先生にもご意見を伺いたかったのです。

肥満と高齢者をいじめる社会

和田　いや、3つともいい話ですよね。特に2つ目の話なんて大好きですし、3つ目の人なんか、普通に考えたら子どもの頃から糖尿病で、しかもインスリンが出なくなっているわけだから、医者からほぼ絶望されても仕方がないようなケースです。ただ、そこでご本人が、恐らく過食だったのでしょうが、それをやめる気になった。あと、やはり8歳のときだったのか、それ以降なのかわからないけれど、それなりのストレス状況に置かれていたんだと思いますよ。

先ほど若い人に肥満状態の人が増えているという話がありましたが、肥満の悪循環って子どもの時代に確実にあると私は思っています。要するに、まず何かの理由で過食をしてしまう、何か嫌なことがあって過食をしてしまう。そうしたときに、日本人って肥満と高齢者だけはいじめていいことになっている。ほかのいじめは許されないのに、「高齢者は集団自決しろ」などと30代の経済学者がインターネットテレビで堂々と発言したり、テレビの中では肥満の人間はいくらおちょくってもいい、というめちゃくちゃな世の中になっている。

岡本　先生がいつも言っているレッテル貼りでしょう?

和田　そうですよね。だから結局、肥満であるがゆえに子ども時代に仲間外れにされたり、ばかにされたりして、そのストレスで余計肥満がひどくなるという悪循環があると私は思っているのね。

アメリカなどの場合はもう少し気の毒なところがあって、貧困層の人は食べる物がないからジャンクフードばかり食べているということがままあるわけだけれど、日本ってそういうケースは少ないじゃないですか。だから、その肥満がストレスなのに、さらに肥満の人にストレスを与えるという学校生活があって、そのストレスがあまりにひどいから、膵臓がぼろぼろになってしまいインスリンまで出なくなってしまう、みたいなことが起こっていたとしたら、もう本当に犯罪的なことだと思います。

だから3つ目のケースなど、岡本先生と出会うことで患者さんがもうインスリン注射をやめて痩せてみようという気になったことが大事なような気がしますけれどね。

高齢者にも10年後の病気を減らす指標を当てはめるのか

病気や老化で不自由が生じても、自分のやりたいことはできる

岡本　私なんか、和田先生の心不全だって何だって何とかなる、という、先生の講演会での一言で、すごく明るくなりました。

普通、心不全というと、死を意識しなくてはならない病態と医師は思うわけです。入退院を繰り返し、日常生活は大きく制限を受け、塩分は控える、体重は増やさない、風邪はひかないように絶対の防疫体制をとるといったことは当たり前。ダウンヒル真っ只中で、医師なんてたいしたことはできっこないと思うわけです。

人間としての尊厳ある活動は非常に縮小されるものと思い込み、患者さんも落ち込むわけです。

当然、心臓を守るために、利尿剤も飲むわけで、そうするとおしっこの回数も増え

て長距離ドライブも楽しめなくなる。しかし和田先生は違うんですね。おしっこが増えるんだったら、尿取りパッドをあてればいいでしょ、と言うわけですよ。そして、したいことをやったらいいと言うんですね。

実際、心不全の和田先生に北海道の北見で講演をしてもらったとき、その前日、千歳空港から網走のホテルまで、３５０㎞をレンタカーでひとっ飛びでやって来られた。到底間に合わないと思っていたら、時間前に到着された。すごいことです。

つまり、身体において不自由が出た、あるいは出そうだという場合には、さまざまな方法で対処しちゃえばいいというわけですよ。それで、本当に自分のやりたいことをやる、気持ちを萎縮させない。長距離ドライブも、講演も、外来診察もできるというわけです。それが、「前頭葉を守る」という究極の健康維持につながる。

これを援用すると、老化に対して自分がどう考えるかという視点も開けたんです。もう老化だ、これができないのはしょうがないと思うと、すごくしぼんでしまうでしょう。だって、人間絶対年老いてしまうんだもの。

和田　恐らくそうでしょう。

岡本　だけど、いろんなツールを使って、前頭葉さえ守ればいいと先生が一言言っただけで、人生が急に明るくなった。

　身体で少々不自由、不都合なことが出ても、他人に隠すこともない、恥ずかしがることもない、自然体で対処すればいいんですから。

　医師の自分が言うのも恥ずかしいですが、自分だったら、心不全になったら、医師という仕事はやめていたと思います。でも、和田先生の話を聞いてからは、違います。今なら、前頭葉を守りながら、どうにかして、医師を続けるでしょう。

和田　確かに私も、岡本先生のように8歳とか若い人の診療経験はそれほど豊富じゃないけれど、今の血圧や血糖値やコレステロール値を下げろという医療は、10年後20年後の病気を減らしましょうということが建前になっているわけでしょう。それを、老い先短いお年寄りの人にも当てはめるのは、どうなの？　と思います。
　例えば私、この間、心臓の血管にステントを入れたんです。その手術はあっという間に終わって非常にうまくいったんですが、そのときに病院で出された飯の味のなさ、塩分がほとんど入っていないような食事を出される。1泊の入院だったから良かったけれど、これを毎日食わされていたら、もうそっちのほうで病気になっちゃうとやっぱり思うわけです。

年を取ってきたら楽しみが数少なくなるので、そこそこ食生活が満足できなければ。

食べるのが一番の楽しみの高齢者から、それを奪うのか？

和田　以前もどこかの老人ホームで、食生活にあまり制限を加えないタイプのところがあって、「ここの老人は食べることしか楽しみがないんだから、なるべくうまい物を出してやろう」という経営方針だったらしい。そうしたら、そのせいかどうかわからないけど、当たり前に１００歳まで生きる人が何人かいて、ここのホームは入ったら死なないという話で有名になっているくらいです。

岡本　大賛成ですね。

私の患者さんの１人も、ちょうど先生がおっしゃったような大福が大好きな方で、ＨｂＡ１ｃ（ヘモグロビンＡ１ｃ）の数値はもう10％ぐらいと高く、インスリン注射をずっと打っていた。その人が、いよいよ老人ホームに入ったわけです。すると、もちろん大福は出ない。朝昼晩とナースがきちんとインスリンの注射を打つ、飯はまずい。それでも病状は悪化してしまい車椅子生活になって、「先生、俺を助けてくれ」

と言ってくるわけ。体重は20kg減って、もう低血糖ばかり起こしている。そして、ついに肺炎を起こしてしまった。

老人ホームに入った1~2か月で劇的に体重が減ったから、家族は喜んでいるんだけれど、患者さん本人は本当につらくてかわいそうでした。

だから、本当に先生の今おっしゃったような老人ホームが望まれているんですよね。

※HbA1cは、血液中の赤血球に含まれるヘモグロビンにブドウ糖が結合したもので、過去1~2か月の血糖の状態を反映する指標。糖尿病治療ガイドライン(日本糖尿病学会)では、HbA1cの正常範囲は4・6~6・2%とされる。

高齢者には別の病気との向き合い方があっていい

和田　つらくてもいいから長生きできればいいという発想が、現在は通常の考え方です。今回のテーマは持病を悪化させないということだから、もちろんそれはそうだけれど、そうではなく、高齢者に関しては、「多少は悪化してもつらくないほうがいい」みたいな考え方も、あってもいいかもしれない。

まだ家族に小さい子どもがいるような人はさすがにまずいでしょうが、世の中に対して責任を果たした後は、本人が「やっぱり俺、食いたい物を食いたいんだよ」とか、「やっぱり俺はお酒がやめられないんだよ」などと言われたら、「うーん、ちょっと寿命が短くなるかもしれないけれど、じゃあ、あなたの生活に合わせて治療するから」という考え方もあるような気がします。

岡本　いや、本当に先生の言うとおりです。先生がよく人工透析のことも書いておられるけれど、つい最近、先生の言っているとおりの論文が出ています。

平均年齢77歳の人、約2万人を対象にした研究です。eGFRが12以下の方について、できるだけ早期（平均8日）に透析をする場合と、透析をしないで平均3年待った場合を比較したら、3年間の生存期間は9・3日しか違わなかった。

透析を、3年待とうが、すぐやろうが、その生存日数はわずか9日しか変わらない。権威ある医学ジャーナルのひとつ「Annals of Internal Medicine」に2024年9月に発表されたものです（doi:10.7326/M23-3028）。

和田先生の今の話では、命が短くなったとしても……、という厳しい条件がついているけど、そうじゃなくて、ひょっとしたらもう全部大間違いかもしれない。そもそも透析などというものはやらなくても、かなり多くの方は普通のケアで管理していってもいいのかもしれない。高齢者の場合ですが。

和田 そうです、高齢者の場合ですが、おっしゃる通り老人ホームなどで調べてみると糖尿病で腎機能を示すeGFRの値が15を切っている人なんてざらにいます。だけど、その人たちに透析しないと早く死んでしまうからと透析をすることは、そうないわけです。日頃の生活でもあまり活動しなくなっているので。

※糖尿病とeGFR（推算糸球体濾過量）の関係。

・eGFRの正常値は「60㎖／分／1・73㎡以上」で、健康な人では「100㎖／分／1・73㎡前後」。

・eGFRが60㎖／分／1・73㎡未満の状態が一定期間続くと、慢性腎臓病（CKD）の疑い。59以下の場合は、CKDのステージ3に該当し、腎機能が中程度に低下している。5〜10程度まで落ちてしまうと透析や移植が必要な状態になるとされる。

心不全にしてみても、若くてバリバリ働いている間は、検査の数値が悪ければ心不全の治療をしないといけないかもしれない。だけど、高齢になってあまり動かない生活をしている人であれば、やっぱり対応を変えないといけないと思うんです。

人工透析の導入は早過ぎる

和田　それで、実際、私もYouTubeなどで木村盛代さん（元厚労省医系技官）と一緒に日本の透析導入が早過ぎるって言ったら、医療関係者からもうぼろくそに叩かれました。

それで実態を調べてみると、アメリカのほうが糖尿病患者が多いのに、腎臓病で死ぬ人は少ないんですね。日本ってこんなに透析をやっていて、アメリカは健康保険がないから貧乏な人は透析が受けられなかったりする悲惨な国なのに、腎臓の病気で死ぬ人が日本より何で少ないの？　しかもアメリカ人のほうが、糖尿病になる割合が多いじゃないですか。こんなデータを見ていくと、透析がどれだけ人の命を救っているのか結構怪しいなと、思うようになったんです。

岡本　本当に、きちんとした統計をもとにした話ではなく、みんな雰囲気で言ってくるんですよね。

和田　おっしゃるとおりです。少なくとも人工透析導入が早過ぎる気はします。

　例えば、透析を週3回受けている人って、ひょっとしたら週1回でいいのかもしれない。透析は時間もかかるし、場所も制約されるから、透析の回数が減ると、生活が全然違ってくるじゃないですか。

　だから、もう少しそういう研究をしてもいいのに、透析が儲かるものだから、あまりそういう研究をやろうとする人がいないのはまずいんじゃないのと、私なんかは思いますけれどね。

岡本　日本の場合、血液透析の機関が多くなり過ぎて、余裕がかなりあるという話ですから、先生の言うように、検査数値が悪いと透析をする方向に流れていって、ますます大変なことになってしまうのではないでしょうか。

高齢者は基準値が違って当然

血圧もコレステロールも高くていい？

岡本　もう一つ、先生が普段からずっと言っている「血圧がもっと高くていいんじゃないの」ということ。

先生は人体実験と言って、ご自身の血圧の状況をもとに話されていますが（後述）、私たち医師は、やはりＳＰＲＩＮＴ（スプリント）研究というのが「New England Journal of Medicine」に掲載され（２０１５年）、それをもとに上の血圧を１２０より下に厳格に下げなければならないと教育されてしまったわけです。

ところが、今では、「スプリント」っておかしいんじゃない？　と国際学術組織でも詳細に指摘されるようになった。今の基準となっている一番重要なデータがひょっとしていい加減だったということになると、それはもうみんなおかしいだろうという

話になってしまうわけです。（148ページ参照）

和田　ほかにも例えば、循環器疾患を抑制するためにアメリカのフラミンガムという地域で半世紀近く実施されている大規模研究でも、最終結果を見てみると、アメリカのように心筋梗塞で死亡する人が多い国でさえ、60歳以上はむしろコレステロールが高いほうが死亡率が下がるというふうになっているわけです。

だから、やはりデータの読み方は変わるし、我々医師がもっと勉強しなくてはいけない。日本は高齢者が多い国だと考えたときに、その高齢者って本当は若い人と基準値が違ってもいいんじゃないか、と当然考えていいと思うんです。

そのフラミンガムの研究でも、データ上だけの話なのかもしれないけれど、80歳以上だとコレステロールをむしろ上げたほうが心筋梗塞が減るとか出ている。そういうことも含めて、日本は高齢者が多い国なのに、我々はまともな研究をしていないですよね。

高齢者ほどストレスの影響が大きい

和田 それから基本的にその人の生活を考えてあげていない。つまり高齢者なるものって、ストレスの影響が大きいと私は思っています。

なぜかというと、先進国の中でがんで死んでいる人が増えているのは日本だけなんです。だから、日本人は免疫力が少し低いんじゃないかと最近考えています。

ほかに日本の死因の順位を見ても、肺炎は肺炎と誤嚥性肺炎と分けられて5位と6位になっていますが、合わせると3位となります。これって、私の仮説ですが免疫力が低いと考えられる。免疫力を下げるのはストレスと栄養状態ですし、日本人は海外と比べてストレスが多い上に栄養状態が悪いのは明らかですから、もう少しその2点を改善してもらったほうがいいんじゃないのかという気がしますけれどね。

岡本 それは先生がずっと「80歳の壁」とおっしゃっていますが、私は「75歳ぐらい」に大きな壁が来るように感じています。日本には生活習慣病の予防のために、40歳~74歳を対象に「特定健診」というのがあるわけです。でもあれは、結局、メタボ健診じゃないですか。

和田　そうですよ。

岡本　だから高齢者も、メタボを予防するためにあの健診をやっている。そうなると、今先生が指摘していたのと真逆で、痩せなければいけない、腹が出てはいけないというような指導をされる。そうすると、あれは何かというと、フレイルをつくる健診ということになりますよ。

※フレイルとは、健康な状態と要介護状態の中間の段階を指す。

和田　いや、おっしゃるとおりです。

岡本　だから、私は患者さんの足の太さなんかをよく見るんです。足の大腿部、太もものところを手で触ってみるとガリガリな人が多いのですが、本人は「痩せてきて良かった」などと言っている。それで結局、痩せが嵩じると、筋肉が減る。つまりフレイルが誘発されるものですから、糖尿病を発症して肺炎になりやすくなったり、がんになりやすくなったりという話になるわけです。

だから、私はあの特定健診の後継版である、75歳以上の人を対象にした「後期高齢者医療健診」というのを、やり続ける意味がどこまであるのか。むしろ病気をつくってしまっている可能性がなきにしもあらずだと思うこともあるのです。

この後期高齢者医療健診は、名前こそ、特定健診とはかなり違っていますが、検診を受けに来る人は、ほぼ同じものととらえている。年齢が75歳になったから名称が変わっただけだと思っている方が大多数です。つまり、この健診もメタボ健診と同じだと受け取っている方が大多数ということになります。

和田 だから、少なくとも今のＢＭＩ25という基準は見直す必要があると思うけれど、なかなか変えてくれない。東京都の医師会や老年医学会などは、高齢になったら（65歳以上とするものと70歳以上とするものがあるようです）、「メタボよりもフレイルに気をつけましょう」「栄養を取りましょう」と言っているんだけれど、それがさっぱり広まっていないことが問題なんじゃないかなという気がしますけれどね。

岡本 あの健診を受けると、みんな「太っては駄目だ」と言っていますからね。

和田 老年医学会だって、結局基準は緩めたもののやっぱりＢＭＩ25以上は駄目と言っているわけです。そこまで厚生労働省に忖度(そんたく)する必要はないでしょう。

つまり、どのぐらいを目標にするか各分野の医学の学会によって違っていいし、ケンカしてもいいと私は思っているんですよ。一度、人間ドック学会が「血圧なんて高めでいい」と言ったら、他からコテンパンにたたかれたけれど、人間ドック学会のほうが大規模調査をしていて、批判した循環器学会のほうが大規模調査をやっていないんだから、こんなばかな話ってあるの？　と私なんかは思いますけれどね。

患者側も知識をつけて医師に相談するべき

医者は数値だけ見て薬を出す

──一般の方が、いろいろ和田先生とかのお話を聞いて、検査の数字にとらわれないほうがいいのかなと思っても、お医者さんにその場で「こんなに血圧が高いと薬を出すよ」と言われたときに、どうしたらいいのか。高齢者の場合ですけれど。

岡本　今まさしくおっしゃったように患者が医者に言ったときに、それを聞いてくれるお医者さんは残念ながら多いとは言えません。要するに血圧の値がこれ、ＬＤＬコレステロールの値がこれ、ＨｂＡ１ｃがこれだったら、絶対薬を出さなければいけない、と医者側のルールブックに書いてあるわけです。

でも、全体を勘案して、この患者に実際どう対応するかというところのプロセスがないわけです。

雑誌『週刊現代』の「全国の名医〜」というような企画で、全国の五十何人の医者に対して「例えば血圧がこの数値で、ＬＤＬコレステロールがこの数値だったら薬をすぐ出しますか」と聞いたことがあったのですが、私以外の医者は全員「薬を出します」と答えたんです。

私は何をするかというと、「まず血管年齢を調べ、頸部のエコーをやって、実際、動脈硬化が判然とある場合は致し方ないから薬を使うことを一緒に考えるけれど、それ以外の場合は経過観察でいいんじゃないですか」と答えたんですよね。

だから私は、やっぱり今の質問はめちゃくちゃ大事で、医者たる者がその患者の全体を把握しようとしていないのではないか。動脈硬化が実際あるかどうかというのは、今は首のエコーと血管年齢を調べればある程度のことがわかって、それが全くツルツルで何もない人がほとんどなわけですよ、最初にクリニックに来たときというのは。

——だけど、和田先生みたいに血圧が高くても、これを飲まなくてもいい、〇〇をしなくてもいいと言うためには、一般の人も基本的な情報を知っておいたほうがいい。

和田　まさにその通りで、だから岡本さんの今回の本を読んでほしいし、一般の人たちのリテラシーって本当に高くなってほしいと思います。

患者側の自己選択もあっていい

和田　そして、もう一つ考えないといけないのは、やっぱり患者さん側の自己選択があっていいと私は思っているわけです。

というのは、例えば先ほど岡本先生がおっしゃったように、ある異常値があって、それで動脈硬化が判然とあるという場合、明らかにその人は動脈硬化になりやすい体質だから、今の生活を続けるのはまずいわけですよね。

でも、もう一方の考え方として、ある程度以上動脈硬化があると、その人の血管の壁が厚いわけですから、血圧や血糖値が高めでないと脳に酸素が行かなかったり、いわゆるブドウ糖が行かなかったりする可能性がある。

そうしたときに、私自身が体験したことですが、50歳のときに血管年齢が80歳だと言われ、そのときの血圧が220になっていた。それで医者に言われたとおりに血圧を140まで下げたわけです。そしたら頭がぼんやりしてしまって仕事にならないわけです。

それで結局、私は薬や運動で血圧を下げるのは170までにして管理していくことにして、仮に動脈硬化がさらに進んだとしても、自分はやっぱり残りの人生、頭がシャキッとしているほうがいいと考えたわけです。

私は医者だからQOL（生活の質）のほうを自分で選んだわけですが、患者さんの側からしても、残りの人生、例えば頭がシャキッとしているほうがいいとか、食べたい物を食べたほうがいいとか、やっぱり酒はやめられないとか、そういうのも含めた自己選択があっていいと私は思っています。

尊厳死とは何か

和田　医学的にこれを選択したほうが長生きできるというエビデンスがあったにしても、「いや、でも、私はこっちの生活をしたい」という患者さんの選択というのがいけないことなのかな、と思うんです。

もしそれがいけないことだったら、尊厳死なんて言うべきじゃない。1秒でも長く生かしておくのがいいのであれば、死を目前にした高齢者には全員胃ろうをつけて、それで人工呼吸器をつければいいということになってしまう。1秒でも長く生かすことが正義なら、尊厳死なんて成立しないわけです。

だから、嫌な暮らしを我慢させても1秒でも長く生かしておくのが正しい、という考え方は今のご時世に反する気がします。

本人が、「私は我慢してでも1秒でも長く生きたいんです」とおっしゃる方だったらそれはそれでいいでしょう。尊厳死だって断ることはできる。

逆に、「我慢しないこちらの生活を選びたい」と言っている人に我慢を押しつけて、かつ問題なのが、逆にストレスを与えている。やっぱり頭がだるいなとか、もっと塩分を取りたいなとか、少しぐらいは酒を飲みたいよなと思っている人が、我慢していることのストレスだってばかにならないと思うんですよね。

動脈硬化があっても、薬の処方は冠動脈のCTで判断

岡本　私は、先ほどの『週刊現代』のアンケートには、「動脈硬化が判然とある場合以外は経過観察でいい」と答えましたが、実際に動脈硬化があった場合、当院で具体的に何をしてもらうかといったら、ほとんど冠動脈のCTをやってもらっています。

　和田先生もやはり心臓と脳とがんだけは見ておいたほうがいい、と書かれていましたが、本当にその通りで、だから冠動脈CTをやって冠動脈に詰まりがなかったら、私はもうほとんど放っておいているんですよ。

　だから結局、あそこが詰まらないんだったら、ほとんど放っておく。脳というのは予防が非常に難しいというのが私の本音で、よほど足の血管が詰まりかかっているといった場合ならまた別ですが、今はそちらもステントでほとんど何とかなってしまいますからね。

　あと、がんという問題で言うと、大腸のCTというのが最近うまく働くようです。大腸がんの検診で大腸の内視鏡カメラはやりたくないという人が多いのですが、大腸

ＣＴはお腹に空気を入れてＣＴを撮るだけなので、「やってもいいよ」と言う人が割と多く、検査の受けやすさとしてはよくなりました。

だから、薬というのはいろいろとその人の生活レベルも下げてしまうし、ストレスもかけてしまうから、やっぱりできるだけ薬は出さない方向が本当はいいんじゃないかなとつくづく思いますね。

和田 そうですよね。だから、そのストレスというのも、もちろん薬のストレスもあるし、食生活その他もろもろに制限をかけることのストレスもあるわけです。そういったときに、やはり自分として我慢できることと我慢できないことって人間それぞれあると思うんですよ。

だから私も、うまい物を食うのは我慢できない、だけど歩くぐらいだったら我慢するとか、そういう選択はあっていいと思っています。医者の側からすれば薬も飲みなさい、運動もしなさい、食生活も我慢しなさいという話になるわけだけれど、どれだったら我慢できる？　と選ばせてもいいという気はしますけれどね。

岡本 本書第２部で紹介している対応法の一つに、握力と歩行速度が大事だというのがあります（１５５ページ参照）。

私の机の上には、手で握って遊んでいると握力がつくボールのような器具が置いてあって、それを見た患者さんが「じゃあ、私もそれをやってみるか」などと言うわけです。そんな簡単なことであれば、運動が嫌いでも一つ譲歩して日常生活の中に取り入れても、あまりストレスがかからない。このような話に結びつけていけば、私らの外来もうまくいくのかなと思うんです。今、先生の話を聞いて少しそう思いましたね。

和田　だから、やはり老後の人生は、ただ生きるために生きるんじゃなくて、少しぐらい楽しいなと思えることが大事でしょう。それによるストレス軽減効果は、岡本先生が言うように血糖値や血圧にも影響があるし、私などがずっと考えている、がんなどの予防のための免疫機能にもおそらくいい影響があるでしょう。

高齢者のストレスは大きな問題

無視されている高齢者のうつ

和田　あとこの国では、高齢者のうつ病が意外に多いということが無視されています。例えば、運転免許を返納してうつ病になる人さえいる。免許を返納して、残りの人生がすごく暗いとか思って、うつ病になってしまったり。

メンタルのことって、日本のマスコミは全く考えてくれていません。例えば、老人のうつ病が多いということを前提に考えたら、「高齢者は老害化する前に集団自決すればいい」なんて絶対言ってはいけない。あれを普通の人が聞いても何とも思わないだろうけれど、うつ病で死にたいと思っている人が、やっぱり俺たちって邪魔になっていて死ななければいけないのかと思ったら、本当に決行する人が恐らく100人単位で出てくると思う。学者かなんかしらないけど、100人単位で人殺しをするよう

高齢運転者による死亡事故件数の推移(免許人口10万人当たり)

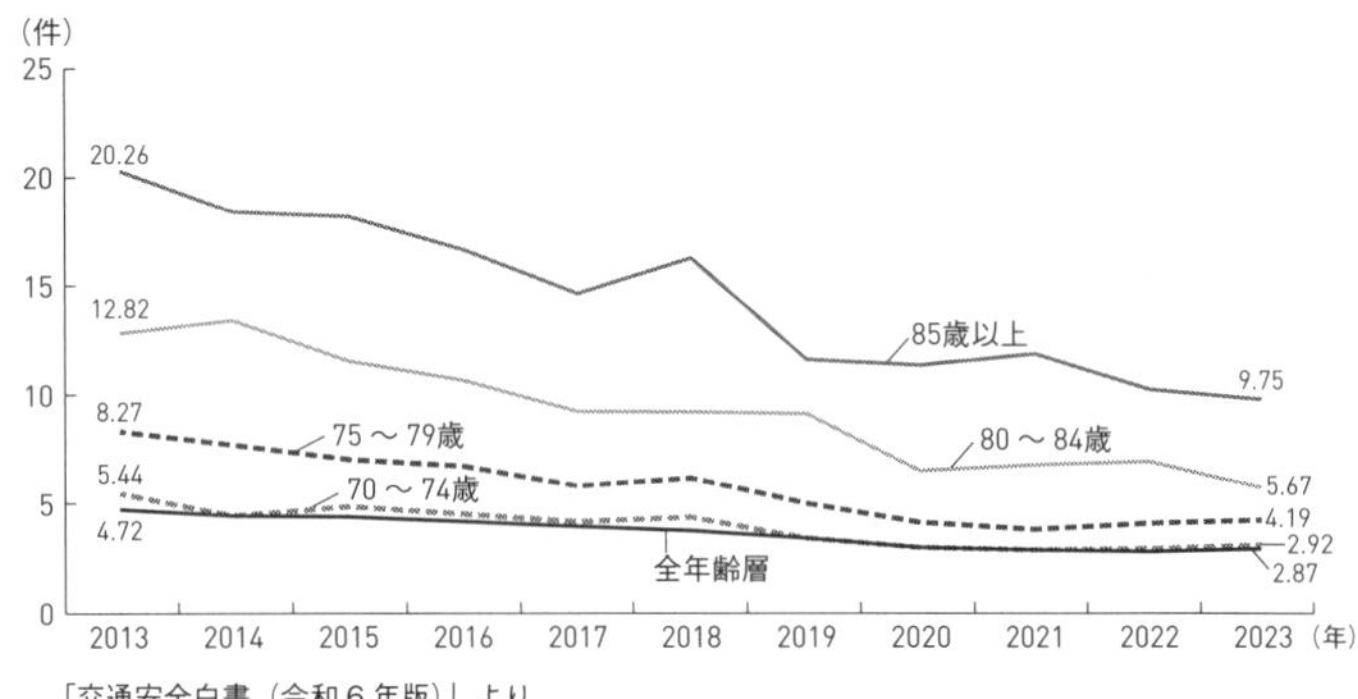

「交通安全白書（令和６年版）」より

なやつをずっとテレビに出している。

一方で、高齢者が交通事故を起こして、被害者が2、3人出たら、高齢者のうつ病が増えようが要介護高齢者が増えようが、「老人は全員が免許を返納しろ」と言うのが日本のテレビ局なんです。だから、実は高齢者のストレスに対するテレビの悪影響って計り知れないと思っています。

最近も高齢者の逆走事故をTV朝日の「モーニングショー」で取り上げていましたが、調べてみると高齢者に限らず全国で警察に届けがあった逆走事故って、年間わずか50件しかないわけです。昔と比べたら半分ぐらいに減っている。なのに、テレビでは高齢者の事故が増えていると嘘をつき、それがすごく多いかのような印象

年齢層別、交通死亡事故件数の割合の推移

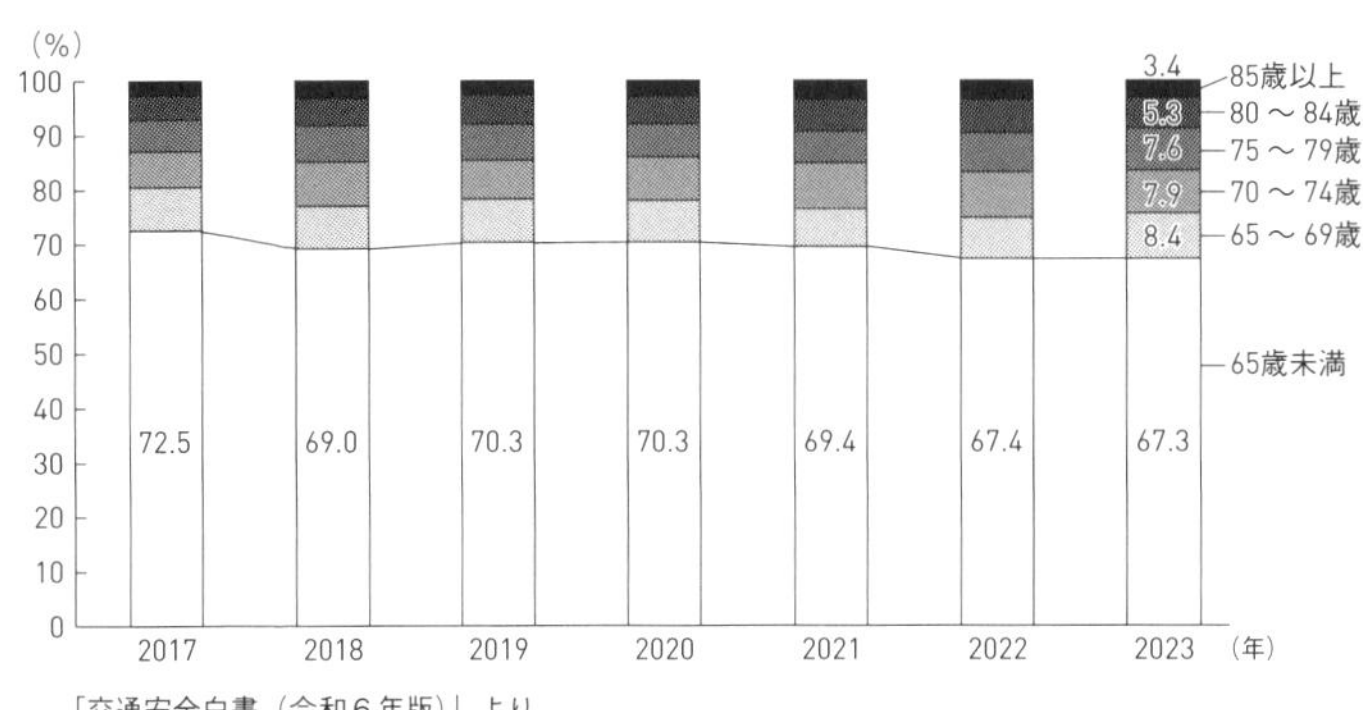

「交通安全白書（令和６年版）」より

操作をする。もうあってはならないと思います。

高齢者は免許返納はするな

岡本　この間もまさしくそんな話があって、娘さんが80歳ぐらいのお母さんの免許証を取り上げてしまい、お母さんが本当にうつになってしまってかわいそうでした。もし私に聞いてこられたら、とにかく免許証だけは返納するな、と言っているんですけれども。高齢者というのは、免許証をなくした途端にがっかりしてしまうんです。特に田舎に住んでいる高齢者など、影響が大きい。

和田　そうなんです。これも総務省か警察の調査だと、高齢者って毎日運転する人が何と半分もいるそうです。だから、車があるだけで動く気になる。つまり週に1～2回買い物のためだけに車を使うとか、たまに病院の通院のために使うというのじゃなくて、毎日車を使っている人が半分もいる。つまり、車があるだけでちょっとしたことで外に出る気になるんじゃないかと思います。

岡本　本当そのとおりで、ちょっとしたことで外に出なくなると、うつを進行させることがある。それは非常に悲しいことなんだけれども。

和田　高齢者の事故が本当に増えているのか、高齢者が事故を起こす割合が本当に高いのかというと、統計を見る限り全然そうじゃない（前ページグラフ参照）。だから、免許を取り上げる根拠も乏しい上に、免許を取り上げることによる弊害が大きいということが全然理解されていない。これは大きな問題だと思います。

高齢者の事故原因で考えられる、薬によるせん妄

和田　それと、岡本先生の意見を聞きたかったのですが、日本では外国と比べものにならないぐらいの多剤併用があり、実はせん妄（意識混濁）を起こしているケースも

あるのではないかと思っています。

自宅でせん妄を起こしたり、入院中にせん妄を起こす分には害は少ないけれど、せん妄はいつ起こるかわからない（第2章参照）。だから高齢者で運転中にせん妄を起こす人も一定数いると思います。そして、それが暴走事故とか死亡事故につながるのではないかと思っているのです。

なぜなら、高齢者の死亡事故の一つの特徴が、75歳以上の人は死亡事故の4割が自爆（単独事故）なんです。今のご時世、車にエアバッグもついているしシートベルトもしているので、死亡事故となると時速80キロぐらいでブレーキを踏まないで突っ込んでしまうぐらいの事故のレベル。だから、多くの人が無視しているけど高齢者の事故原因には意識障害という問題も考えられます。

この間もテレビで逆走事故か何かを取り上げていて、事故を起こした高齢者が「自分は逆走をしていない」とか「よく覚えていない」と言っているのを、テレビのコメンテーターに「ふざけるな」みたいな言い方をしていたけれど、多分、意識障害があったら覚えていないだろうし、自分が逆走している気にもなっていないんだろうなと私は思いますね。

岡本　先生がよく指摘されているけど、睡眠薬でも何でもそうだけれど、血中濃度というのが問題になるのではないでしょうか。

２００９年のことですが、衆議院議員の中川昭一さんが亡くなったとき、アルコールで血中濃度が上がって、そこに睡眠薬をとったと聞いていますが、なるほどそれだけのことが起きるのかと思いました。

高齢者になると、大体肝機能と腎機能が弱って成人の半分以下になるわけでしょう。そうすると薬の代謝というのはめちゃくちゃ遅れるわけです。例えば睡眠導入剤としてよく知られる「ハルシオン」を０・25㎎にしましょうと患者さんに言っていても、2倍の０・５㎎飲んでいる人がたくさんいる。「マイスリー」の場合も同じで、こちらは５㎎が10㎎となります。すると、先生が言うように薬がある程度、そういう日中の非常に危険な状態を引き起こす可能性はあるとつくづく思います。やはり薬の用量を増やすというのは、薬の代謝も変えてしまうでしょうし、血中濃度を測ったらとんでもない値になっている人がいるのかもしれないですよね。

和田　もちろん、それなりの安全域は考えられて処方されていると思いますが、一般的に安全域って若い人を対象に設定されているじゃないですか。だから、そこは結構考えないといけないところだと思いますね。

岡本さんのようにすべての年齢層をカバーし、高齢者もたくさん診ている医師だったらいいんだけれど、日本の場合、例えば大学病院とか大病院に勤務している頃はあまりお年寄りを診ていなかった医師が、いきなりお年寄りを診て同じ量の薬を出しているというのがあって、結構まずいんじゃないかなという気がしますけれどね。

続けている薬を減らす基準がない

岡本 なるほど。最近は施設に入っている方とか、患者さんの家族なんかも、和田先生の本を読んでいる影響もあると思いますが、「できるだけ薬を減らしてくれ」などと言ってきます。でも大病院などでは、患者がそう言っても薬を減らしてくれないという話になってしまうわけです。

だから、当院に来たら、もちろん患者さんに言われるまま薬をごっそり減らす、気持ちいいぐらいばっさりと。でも、それができるときがチャンスなんです。やっぱり家族も本人もみんなそれを望んでいるわけです。

和田先生がいろんなメディアを使って言ってくれているので、薬を減らすチャンスが開業医にはあるので、症状を見ながら高齢者の薬をごっそり減らすというふうにシステム化していくと非常にいい効果が出てくると思います。

ただ、これを減らしたら困る、あれを減らしたら困るというふうに思っている患者さんが多いのもまた事実で、なかなかそれが難しいところでもありますよね。

和田 患者さんに薬を減らしたら困るという刷り込みが強いだけでなく、テレビなどはその辺は伝えようとしない。それは犯罪的だと思っています。やっぱり製薬会社がテレビ局の大スポンサーになっているからですよ。

だから、例えば小林製薬の「紅麹コレステヘルプ」だって、今思ってみると、害が出ていたのはもうだいぶ前の話のはずです。つまり最初は2例だけで大騒ぎしたけれど、調べてみたら亡くなったという申し出は170例を超えている（摂取していない人も含む）。前から「あの薬危ないよね」という声が上がっていても、怪しい話をテレビは全然伝えようとしなかったという問題があるわけです。

例えば、私がこの前『ビートたけしのTVタックル』に出演したときだって、高齢者が起こす事故というのは薬害の可能性があるという話をしたら、物の見事にそこだけ放送はカットされていた。だから、そうやってテレビ局が情報を隠蔽するから、余計患者さんが危険性を知らないまま薬を使わされている、ということもあるような気がしますけれどね。

――多くの人は、40代～50代ぐらいで薬を飲み始めて、症状が悪化しないようにコントロールしていたけど、70代～80代ぐらいの高齢になっても同じ量の薬を飲んでいるというケースが多い。

この基準だと薬を出すというのはあるけれど、薬をやめるという基準はないのでしょうか。

岡本　薬をやめる基準もないし、提案もないですよね。骨粗鬆症の薬というのはどれも大体腎臓を悪くするので、先のせん妄を誘発しているという話ではないけれど、人工透析を増やしているのは、実はああいう骨粗鬆症の薬が要因になっているのではないかということは全く検討していないわけです。

和田　いや、おっしゃるとおりですね。

岡本　逆流性食道炎治療の代表的な薬であるＰＰＩも本当に日本はたくさん使っているけれど、じゃあ、本当に腎臓には副作用がないのかといったら、なかなか悩ましい。

PPI：Proton Pump Inhibitor（プロトンポンプインヒビター）の略で、胃酸の分泌を抑える薬の一群を指す。主に逆流性食道炎、胃潰瘍、十二指腸潰瘍などに使用され、世界的に汎用されている。

だから、私なんかは、バイアスピリンという血液をサラサラにする薬を使っていて、十二指腸潰瘍と胃潰瘍の既往がない人には、できるだけ逆流性食道炎の薬はやめてくれと話しています。しかし、これも患者さんに刷り込みがあって、なかなか受け入れてもらえない。別のお医者さんから今飲まないと危険だぞと言われていて、提案してもやめていただけない。

和田　私も逆流性食道炎の薬は飲んだことがあるけれど、あれってやっぱり飲むと一過性で胃腸の気分が良くなるから、何となくいい薬のように勘違いしてしまうんだと思いますよ。だけど、その間に腎臓とかが少しずつ悪くなっているのに患者さんは気がつかないんですよ。

目の前の症状を改善する薬も、長期では別の病気をつくることもある

岡本　本当にそうです。だから、薬が目の前の目的（症状を改善するなど）をかなえた場合であっても、長期の問題で実は別の病気をつくっていることもある。

睡眠薬も同じですよね。飲み続けたら、その薬が認知症をつくっているとなったら問題があるわけです。そういう問題を提案した場合、少なくとも半分以上の人は「そういうものだったら、やめておくわ」というふうに言うわけです。やはり、そういうことが起きたら困るのではないですか、と提案する外来医療というのも必要なのではないかと思います。

和田　そのとおりだと思います。だから、例えば一般外来できちんと説明されたら、そうだよねと納得する患者さんが結構多いと思うんですよ。

私なんかは本の形で提案しているので、受け入れる人も受け入れない人もいるんだろうなって思います。

岡本　私は先生の本も読んでいますし、患者さんにも先生のファンがだんだん増えて

きてやりやすい。そういう話をしても聞いてくれる患者さんが増えています。それこそ、社会全体のリテラシーを上げていくプロセスとして、先生がお話をしに来てくれて、それで薬を減らしてみんなで健康長生きパターンをつくっていけたらいいなとつくづく思います。

和田 ですから、医者の仕事の中にそうやって健康で長生きするとか、持病を抱えながら上手に生きる、という考え方がもう少し浸透してくれないと難しいですね。

もぐら叩きではないけれど、悪いところがあったら叩いておけばいいという発想だと、お年寄りが増えれば増えるほど薬の種類が増えてしまう。そこはそろそろ考え直したほうがいいでしょう。

だってよく誤解されているのだけれど、医者は金儲けのために薬を出していると一般の人に思われている。けれど、院外処方にする限り医者の収入は1円も増えない。医者は良かれと思って出しているわけです。だから、その良かれと思ってやっている人に対する教育が、実は大事なんだろうなと思いますね。

岡本 でも、徐々にだけれど、10年後にはさすがにここまで薬を飲んでいる人がたくさんいるという状態は絶対なくなっていくと思いますね。

和田　いや、そうなってほしいですね。

岡本　患者さんの側からは「薬を減らしてくれ」と言い出しにくい関係というのがあるわけでしょう？　そこがやはり、医者のほうには、本当に寄り添うというか、家族全体に寄り添っていくというところがないと駄目なんですよね。

和田　そうなんですよね。だから、「持病を悪化させない」という話になったときに、「検査の数値が良くなればいい」というものではない気がします。
　その病気を抱えながらでも、割と気分良く生きていられる、ということが大事なのではないかなと思います。

岡本　本当にそうだと思います。結局それが持病を克服する最大のパワーですからね。

今までのやり方でダメだったら、別のやり方を

和田　やはり岡本先生が最初に話されたことに尽きると思っています。
「医療的介入」と言われたときに、例えばインスリンを打ちまくっていてどんどん太っている人に、もっとインスリンを増やすという、あまりうまくいっていないことな

のにやめない。

私は、これも日本人の悪いところのような気がしています。

例えば、今日本という国は30年も給料が上がらず経済成長もせず、知らない間に台湾や韓国に1人当たりのGDPで抜かれてしまったという現状がある。それなのに、2024年9月の自民党総裁選の候補者を見ても、誰一人として経済政策で真新しいことを言っていないわけです。例えば、会社が内部留保をため込もうとして下請けを叩いて従業員の給料を上げないんだったら、「内部留保に課税します」と言えばいい話じゃないですか。つまり内部留保に2割課税したら、それだけで110兆円取れるのだから、来年1年間税金ゼロとかってできるわけです。

実は私は、税制って財政を健全にさせるためのものではなくて、消費のインセンティブにすべきものだと思っています。だから、私などは法人税も所得税も思いっ切り上げる代わりに、経費も思いっ切り認めたほうが絶対景気が良くなると信じているわけです。

ただ、それが正しいか正しくないかではなくて、今までのやり方でダメだったら別のやり方に変えられるのがいい政治家や医者だと思っているわけです。

物事って、うまくいっていないのに、うまくいっていないやり方を続ける人がいるじゃないですか。私が受験勉強法の本を書いたのだって、死ぬほど勉強しているのに成績が上がらないとすれば、その人の頭が悪いのではなくてやり方が悪い以外の何物でもないと思っているから、別の勉強法を勧めるわけです。つまり、医療だって同じで、ダメだったら別のことをやってみようよ、という医者の存在って結構大きいと思いますけれどね。

だから、日本人全員が頭が悪いとは思わないから、おのおの、これをこうしてくれればいいのにな、という提案があるはずなんです。でも、それがなかなか声になっていかないというのが少しまずい病理なのではないかなと思いますね。

岡本　やっぱり日本は権威主義的なところがありますからね。

和田　おっしゃるとおりですね。

私も言いたいことを言って、岡本先生が不愉快にならなければいいかなと思いましたが、どんな提案だって受け入れるのがいい医者だと思いますね。

第2章

高齢者になったら、病気に向き合う姿勢を変えよう

和田秀樹

高齢者はメンタルが「健康や長生き」に重要

「持病を悪化させない」ということを考える上で、高齢者はメンタルをいい状態で保つことが、健康や長生きにとって非常に重要です。これが高齢者専門の精神科医を長年務め、臨床経験を重ねてきた私の考えです。

高齢というと、多くの方が糖尿病や高血圧といった病気、あるいは肩や膝の関節痛、筋力の衰えや認知症などについて心配されます。しかし、高齢者のメンタルについては、周りも本人も、あまり気にされないことが多いのではないでしょうか。

高齢者だからといって平穏なメンタル状態なのではなく、さまざまなストレスを抱えていることが、例えば次のデータからもわかります。

日本は自殺大国といわれますが、年代別のデータを見ると、60歳以上の高齢者の自殺は自殺全体の4割近く（2022年は38・9％）にのぼっています。しかも、60代よりも70代、70代より80代のほうが自殺死亡率は高いのです。命まで奪ってしまうという意味で、高齢者のメンタルの危機はとても怖いものなのです。

また高齢者のうつ病の問題もあります。高齢者のうつ病は、物忘れや睡眠障害、食欲低下などをともなうことが多いのですが、周りも本人も単なる老化現象だと思い込んで、見過ごされることが少なくないのです。

そして、メンタルの危機はがんをはじめとするさまざまな病気を悪化させる原因にもなります。そのため、いかにメンタルを健やかに保つかということが、健やかな長生きのためにとても重要なのです。

メンタルが弱ると免疫力も下がる

精神神経免疫学という研究では、大きなストレスを抱えていたり、不安や気力の低下などで心の状態が悪かったりすると、免疫力が弱り、さまざまな疾病を悪化させやすくなることがわかっています。

反対に、風邪をひいたり体調を崩したりした場合に、心が弱くなり、うつっぽくなってしまいます。とりわけ、加齢にともない体調を崩しがちになると、うつ病になりやすいのです。

実際、私が高齢者専門の総合病院にいたときに、肺炎や心筋梗塞など内科系の病気で入院してきた患者さんの2割くらいがうつ病になっていました。

このように、歳をとればとるほど、心と体の結びつきが強くなっていきます。そのため、体力がある若い頃と違って、体の衰えがはっきりしてくる高齢者になるほど、心も弱くなってうつ病になりやすくなりますし、心の弱さが体に悪影響を及ぼしやすいのです。

多くの方は、加齢にともなう体力の低下を気にされますが、実際には心の衰えのほうが早く進行し、それが結果的に免疫力を弱め、体力の衰えにつながるケースのほうが多いのです。

高齢者がうつ病になると、もちろん自殺も怖いですが、うつ病になったことで免疫力が落ちる、あるいは食欲が落ちて脱水になったりして、それが原因で命を落とすことも少なくありません。

逆に、メンタルの状態が良好であれば、免疫力が高まり、病気にはかかりにくくなります。また、同じ病気にかかっていても、メンタルの状態がいい人は重症化しにくいのです。歳をとればとるほど、その免疫力の高さが長生きできるかどうかの大きなカギとなります。

やりたいことをしないで我慢する、不安な気持ちを抱えるといったストレスは、糖尿病や心臓・血管疾患の発症や進行の一因となることも明らかになっています（第2部を参照）。

高齢者の検診の落とし穴「節制のストレス」

日本人の死因で2番目に多いのが心疾患ですが、これは心臓に起こる病気の総称です。狭心症、心筋梗塞、大動脈瘤、大動脈解離、心臓弁膜症、心筋症、心不全など、さまざまな種類があります。

このうち狭心症や心筋梗塞は、動脈硬化が進行して心臓を取り巻く血管の血液のめぐりが悪くなったり、その血管が詰まったりすることで起こる「虚血性心疾患」ともいわれます。

動脈硬化を防ぐために、肉食を控えてコレステロール値を下げる、あるいは塩分を控えて血圧を下げる食生活が勧められていますが、実は日本では、心筋梗塞で亡くなる人は非常に少なく、がんに比べて12分の1もいません。

にもかかわらず、たいていの高齢者は健康診断で血圧やコレステロール値、血糖値を非常に気にします。気にしすぎるのです。私は、健康診断の結果を伝える医者や、テレビでの健康情報などに大いに問題があると考えています。

心疾患が死因の1位であるアメリカでは、10万人あたりの死亡率は日本の5倍近くにもなります。このような場合に、コレステロール値を下げるために肉食を控える、血糖値を下げるためにカロリーを減らすことは理にかなっていますが、日本のように心筋梗塞で亡くなる人が少ない場合にはあまり意味がありません。

むしろ食事制限をする、薄味で味気ない食事にすることによるストレスのほうが、よほど体に悪影響を与えます。医者の言うことを聞いて、心筋梗塞の予防的な節制をしていると、かえって免疫力が下がり、死因トップのがんの発症に近づいてしまうという、非常に皮肉な状態に陥りかねないのです。

健康診断に振り回されるより、心臓ドック、脳ドック

日本では、会社勤めの人であれば毎年、そうでない人も自治体の健康診断を定期的に受けていると思います。それだけに、健診の数値を気にする方も少なくありませんが、実際には、健診は長寿のためにはほとんど役に立ちません。というのも、健診によって示される判定は、健康と考えられる人の平均値に近い95%の人を正常とし、そこからはみ出た5%を異常としているにすぎないからです。

しかし、人の体質や環境はそれぞれ異なるため、異常値とされた人が、必ずしも病気になるという確たる証拠はありません。健康とされる基準の数値も、最新の研究で覆っているものもあるのです。

日本の健康診断の検査のうち病気との因果関係が明確なのは、血圧や血糖値、赤血球数などの5~6項目のみとされています。それも、血圧や血糖値が極端に高い場合でさえ、将来の健康に悪影響を及ぼす可能性が高い、といえる程度でしかありません。

にもかかわらず多くの人は、異常値が出ると医者の指導の下で一生懸命正常値に戻

そうと薬を服用するのですが、高齢者になると、かえってマイナス面のほうが大きいのです。むしろその人から元気を奪い、寿命を縮めることになりかねません。

本当に心筋梗塞や脳梗塞を予防したいと思うなら、心臓ドックや脳ドックを受診されたほうがいいでしょう。

健診で出た数値が「確率的に心筋梗塞のリスクがあるから」と、薬で数値を下げることを指導されるよりも、心臓ドックで、「心臓のこの血管が狭くなっているので、ステントを入れたほうがいい」と言われたほうが、よほど納得できると思います。血管が狭くなっていないのなら、食事を制限したり、薬を飲んだりする必要もないからです。

高齢者はダイエットすべきではない

「健康診断でメタボと診断されたからダイエットしなくては」「妻から、塩辛いものや甘いもの、油っこいものは控えるように、うるさく言われる」

そんな理由から、食べたいものを我慢している高齢者も多いでしょう。

世間の常識では、太っていることは健康に悪いとされ、「塩分、糖分、脂質」は三大害悪のようにいわれています。

しかし男性の場合、中年以降、男性ホルモンが減少することが肥満になりやすい一つの要因となっています。中高年になると筋肉を増やして内臓への脂肪の蓄積を抑える働きがある男性ホルモン（テストステロン）が減少しますから、脂肪が蓄積しやすくなるのです。ですから、中年太りというのはある意味で、自然なことといえます。

また、世界的な統計からも、やや太り気味の人、小太りの人のほうが長生きする傾向があることがわかっています。

日本でも、厚生労働省の研究班が２００９年に公表した、宮城県内の40歳以上の５万人以上を対象に行った大規模調査でも、もっとも長生きなのは少々ふっくらとしたタイプでした。やや太めの人は、やせ型の人より6～7年も平均余命が長いことが判明しています。

日本もアメリカも、やせている人よりも、ＢＭＩが25～30くらいの少々ぽっちゃりした人が、いちばん長寿であるという結果が出ているのです。

私の診療経験からも、元気な高齢者はたいていふっくらとした人です。また、見た目が実年齢より若く見える人も、ふっくらとした人です。逆に、実年齢よりも老けて見える人は、やせ気味の人です。

やせていると肌の張りやつやもなくなり、シワが目立ちます。そうした高齢者は、たいてい食事にタンパク質が足りていません。高齢になってからのタンパク質不足は、老化を速めるのです。また、免疫力も低下させるため、がんなどさまざまな病気のリスクも高まります。

高齢者になったら、よほどの肥満でなければダイエットすべきではありません。体重コントロールをするとしても、少々太めに目標を合わせるべきで、スリム体型は寿命を縮めてしまうのです。

塩分、糖分、脂質の制限もすべきではない

塩分、糖分、脂質の摂取制限にしても同様です。血圧、血糖値、コレステロール値を薬で無理に下げるべきではありません。たくさんの薬を服用し、食べたいものが食べられないストレスの多い生活は、必ずしも長生きにはつながりません。むしろ免疫

力を弱め、体や脳を衰えさせます。

そもそも、「食べたい」と思うのは体が求めている、とも考えられます。高齢者は臓器の働きが落ちるため、これが欲求を生んでいる可能性があるわけです。

塩分を例にしてみると、人間は、ナトリウム（塩）がないと生きていけません。そのため腎臓にはナトリウムを貯留する働きがあり、足りなければキープしようとします。ところが、老化するとキープする能力が落ち、逆に腎臓が塩分が足りなくてもナトリウムを排出してしまうことがあるのです。こうなると、低ナトリウム血症が起こりやすくなります。低ナトリウム血症は、意識障害や痙攣（けいれん）などを引き起こします。これを防ぐため、体が塩分を欲しがることがあるわけです。

中年太りもそうです。太り気味であるほうが長生きできる、それだけ好調になることを体が知っていて、あえて体に脂肪を蓄えている、あるいは太るために脳から「食べたい」という信号が出て、食欲が湧くとも考えられるわけです。

こうした体からの欲求に抗い、薄味で味気なく、量も少ない制限食を毎日毎食強いられるのは、非常に大きなストレスとなりえます。

ストレスのない毎日を過ごすことこそが、高齢者にとって長生きの素（もと）なのです。

高齢者で気をつけるべきは低栄養

たしかに60代くらいまでは、塩分の摂りすぎも太りすぎも、健康を損なう原因になるかもしれません。しかし70代、80代の高齢者の場合には、その常識を見直したほうがいいでしょう。

というのも、高齢者が血圧や血糖値を気にして食事制限をしているうちに、食が細くなって、気づかないうちに低栄養状態となってしまうことも少なくないからです。高齢者にとって、もっとも気をつけるべきことは、〝低栄養状態にならないようにすること〟です。

ですから、60歳を超えたら、よほど重症の糖尿病や高血圧でないかぎり、食事制限をするよりも、好きなものを食べたほうがいいのです。肉を控えたり、炭水化物を減らしたりして低栄養状態になるより、食べすぎるくらいのほうがまだいいのです。

歳をとって食欲が落ちてきたらなおさら、好きなものなら食べられるというなら、食べたほうがいい。それがアイスクリームだとしても、健康を気遣って節制するより食べたほうが絶対にいいのです。

なお、60代、70代で食欲がなくなったときは、うつ病の可能性もあります。さらに、低栄養状態になっていると、うつ病を発症・悪化させる原因にもなります。とくに、タンパク質をとらなくなるとセロトニン不足となって、うつの状態が悪化してしまうのです。

セロトニン不足を解消するために、アイスクリームでも冷奴でもいいから、タンパク質は絶対に摂取してくださいとアドバイスしています。

運転免許証は返納しないほうがいい

一般的に、高齢者は下半身の筋力から落ちていきます。下半身の筋力が落ちると、階段を降りるときが怖くなるし、歩くのが億劫になっていき、ますます筋力が衰え、ふらつきの原因になってしまうのです。

筋力を保つために、家事などはいい運動になりますが、力仕事など無理な負荷をかけると、腰痛や筋肉痛、ケガの原因になり、これがまた転倒の原因になる可能性があるため、無理はしないほうがいいと思います。

よく聞く話に、運転免許を返納した高齢者が、車の代わりにしようと自転車に乗って転倒してしまい、骨折したというケースがあります。久しぶりに自転車に乗ったために、うまく体がコントロールできなくなっているのです。

ふらつくので、倒れないようにスピードを出す高齢者もいて、街中でかえって危険なことも少なくありません。

また、最近は頻繁に高齢ドライバーによる事故が大きく取り上げられています。しかし、実際は前章でも触れたように、高齢者が死亡事故を起こす割合も増えているわけではありません。

高齢者の事故については、私はかなりの割合で、薬の副作用による意識障害がドライバーに起きていると考えています。持病をもっている高齢者は、薬を5種類も6種類も飲んでいたりします。この多剤併用の副作用のリスクは見逃せません。薬には「運転禁止薬」や「運転注意薬」に指定されているものもたくさんあります。特別な薬ではなくとも、風邪薬や花粉症の薬の中にも「運転禁止薬」に指定されているものもたくさんあります。

ですから、高齢者で運転される方は、自分が飲んでいる薬の影響について見直してみることが必要です。私は高齢者になったからといって一律に運転免許を返納するのは反対です。できるうちは運転したほうがいいのです。

運転免許証については、医者が認知症と診断すると強制的に取り上げられますが、認知症でも軽いうちは運転ができます。しかしながら、それを奪われると認知症が進んでしまいます。

高齢者は運転がへたになってくることで、しだいに運転が億劫になってきます。外に出るのも面倒になります。免許証の返納は、そうなって自ら「もういいや」と思ってからでもいいのです。なにも周りから促されたり強制されたりする必要はありません。

むしろ危ないのは、薬の飲みすぎで意識障害を起こして、逆走や暴走を起こすことなのです。

精神安定剤は服用しないほうがいい

なお、高齢者の「体がだるい」「頭が痛い」といった不定愁訴や「夜眠れない」といった訴えに対して、精神安定剤（いわゆる安定剤）を出す医者がいますが（最近は減ってきましたが）、私はお勧めしません。

安定剤は依存症になりやすいですし、頭がぼんやりすることがあるからです。若い人なら安定剤の副作用はせいぜい眠気くらいなのですが、安定剤には筋弛緩作用もあるので、高齢者では転倒の原因になりやすいのです。

また、高齢者になると血中濃度の薬の半減期が延びるため、効き目が長時間持続し、1日中ぼんやりしていることも少なくありません。加えて、記憶障害の副作用が出ることも珍しくありません。

うつ病の薬でも、統合失調症の薬でも、てんかんの薬でも眠気などが起こりやすいです。

これらの向精神薬の多くは運転禁止薬に指定されているので、薬を飲んだら運転をしてはいけないのです。

うつ病の薬には高齢者のうつ病によく効き、元気になる人もいます。しかし、かかりつけ医や内科医は、抗うつ剤についての専門知識がないため、やはり精神科医や心療内科医のような専門家に処方してもらったほうが賢明でしょう。

かかりつけ医には、精神科からこのような薬をもらってよく眠れるようになったと伝えれば、通常は、その薬を継続してくれるはずです。

急な異変は「せん妄」の可能性

もう一つ注意が必要なのが、急に変化が起こる「せん妄」です。せん妄とは意識障害の一種で、幻覚が見えたりすることがあるので、認知症と間違えられやすいものです。

高齢者においては、環境の変化や薬の副作用、あるいは入院や手術のストレスなどにより、急性の混乱状態が発生することがあります。それがせん妄です。

認知症が進行すると、しだいに行動や性格的にはおとなしくなっていきますが、せん妄は錯乱状態で大声を出したり、厳しい言行をともなったりすることが多くなります。「テレビから人が出てきた」など、幻覚や妄想がよく起こるのもせん妄の特徴であり、直前の記憶や近い記憶がなくなったりします。せん妄は意識障害の一種なので、夢遊病に近く、寝ぼけがひどくなった状態なのです。

せん妄は1日のうちに症状が次々と変わることも多いのですが、認知症ではそれとは違いそれほど変化することはありません。さらにせん妄は、早ければ数時間、長くても数週間で正常に戻ることがほとんどです。

なかでも注意したいのが、薬の影響によって起こる「薬剤性せん妄」です。高齢者は脳の働きが衰えているため、若い人より薬剤性せん妄を起こしやすいと考えられています。

厚労省は薬剤性せん妄のハイリスク薬として次のような薬をあげています。

・一般的な睡眠薬
・抗不安薬
・麻薬性鎮痛剤
・副腎皮質ステロイド

・抗ヒスタミン薬（抗アレルギー薬）
・H2ブロッカー薬（制酸薬）
・抗パーキンソン病薬

高齢者の場合、これら以外に、日常的に飲んでいる薬でもせん妄は起こりやすくなっています。その日の体調などによってせん妄が起こることがあるのです。

もし、薬剤性せん妄が起きたら、すぐに医者や薬剤師に相談することが重要です。

70代前半までの「ボケ」症状はうつ病の可能性も

高齢者の脳の老化による気力や意欲の減退、そしてメンタルに負荷を与える60代以降の環境の変化が高齢者に及ぼす影響は大きく、人によってはうつ病になってしまうことがあります。

前頭葉の萎縮や男性ホルモンの減少などで無気力になっていることに加え、定年や親の死などによる喪失感が追い打ちをかけることで、自己肯定感も低くなり、うつ病になるのです。

前期高齢者（65～74歳）では、気力や記憶力の低下という「ボケ」の症状がある人の7～8割がうつ病である可能性があります。実際、高齢者のうつ病患者は140万～150万人はいると推測されています。

しかし、医者に診てもらうことなく見過ごされているケースがよくあります。というのも、高齢者が「やる気が起きない」「食欲がない」「夜によく目が覚める」「早朝に起きてしまう」といった、精神科医からすると典型的なうつ病の症状を訴えても、周りも本人も、単なる〝年齢のせい〟で片づけてしまうことが多いからです。

また、高齢者のうつ病は、「死にたい」といったうつ気分があまり目立たないこともあります。そうしたうつ気分よりも、腰の痛みや体のだるさ、食欲減退、便秘がちになるといった、身体症状が目立つことが多く、そのために周囲からうつ病だと気づかれにくいのです。

そして、そのうちに物忘れの症状が出てきたり、着替えをしなくなったりするといったことが続くことで、認知症と診断されてしまうこともあります。

しかし、これらはうつ病によっても引き起こされる症状です。実際、そういった患者さんに、うつ病の軽い薬を飲んでもらうだけで、食欲も戻り、夜はぐっすり眠れ、物忘れも減って、着替えもしっかりするようになることが多いのです。

高齢者のうつ病は、薬で比較的簡単に治療できる場合が多いため、早期発見・早期治療が重要です。また、自分自身や周囲の人々が気づくことが難しいため、医者や専門家に相談することが大切です。

うつ病を放置すると認知症になるリスクが高まる

多くの方が心配されている認知症は、前期高齢者では人口の3～4％程度の比率しかありません。80歳を超えると認知症の割合はしだいに増え、85歳には軽症を含めて4割程度の人が認知症と診断されるようになります。

認知症の初期症状といえば記憶力の低下ですが、これは記憶を司る脳の海馬が衰えるからだといわれています。海馬は、40代後半くらいから少しずつ萎縮が始まるとされていますが、海馬の老化が顕著になるのは70代後半または80代以降なので、前期高齢者までは認知症の症状はほとんどないのです。逆に、80代後半になると程度の差はあれ、誰もが認知症の症状が出始めます。

そのため、70代前半までで気力低下や食欲減退、物忘れなどが増えてきたなら、まずは「男性ホルモンの低下」か、「うつ病」を疑ってみるべきなのです。

高齢者のうつを放置すると、70代後半ですっかり老け込み、無気力な老人になってしまいます。そしてうつ病が続けば、将来的に認知症になる可能性が高まることも報告されています。また、自殺リスクも高まります。

ですから、60代~70代の高齢者は認知症よりも、まず「ボケ」や「うつ病」の予防に努めることが大切です。

認知症とうつ病は、見分けがつきにくいところがあります。認知症はじわじわと進行する病気なので、物忘れなどの症状がいつから出たのか、そばにいる家族でもはっきり答えられないことが多いです。一方、うつ病の場合、同じような症状が急速に進みます。突然、物忘れがひどくなったり、急に食欲がなくなったりした場合は、うつ病の可能性が高いと思われます。

うつ病を予防する三つの方法

高齢者のうつ病を予防するために、私がお勧めするのは次の三つです。

①食生活を変える
②日光に当たる
③人や社会との接触を増やす

①食生活を変える

神経伝達物質セロトニンの不足を解消するために、その原料となる必須アミノ酸の一種、トリプトファンを多く含む肉類を積極的に食べることです。肉にはコレステロールも含まれていますが、コレステロールにはセロトニンをうまく機能させ、うつ病を改善する働きがあるのです。

ほかにも、魚、納豆や味噌などの大豆製品、チーズや牛乳などの乳製品などがありますから、毎日、うまく組み合わせて摂取するのがいいでしょう。

トリプトファンは、睡眠に関係しているホルモン、メラトニンの原料でもあるので、トリプトファンをたくさん摂ることは、良質な睡眠にもつながるのです。

またトリプトファンは、炭水化物と一緒に摂ると吸収率がアップするといわれます。つまり、肉、魚、大豆製品などのタンパク質とともに、ご飯やパンなどの炭水化物を食べたほうがいいのです。さらに、ビタミン類やミネラル類が必要です。要するに、なるべく多くの種類、多品目の食材を食べて、栄養のバランスを偏らせないことが重要なのです。

歳をとると、とかく炭水化物中心の食生活になりがちですが、脳を活性化させるには、タンパク質、脂質のほか、ビタミン、ミネラルなどの微量栄養素も摂って、バランスのいい食事をすることを心がけましょう。

また、食事時間を決めて規則正しく食べることも、睡眠障害を防ぐとともに、うつ病の発症を抑える効果があります。

②日光に当たる

日の光を浴びると、セロトニンの分泌が促進されます。加えて、睡眠と関係の深いメラトニンの分泌が促進されるため、眠りの質がよくなります。

うつ病には「光療法」（高照度光療法）という強い光を浴びる治療法があるほどで、それほど日光を浴びることは重要なのです。

また、日光を浴びることで、体の中でビタミンDがつくられ、骨粗鬆症の予防などさまざまな効果があります。

ぜひ、散歩や屋外での体操を日課にしてみてください。それが無理なら、毎朝、カーテンをあけて部屋で日光を浴びるだけでもかなり違います。

③人や社会との接触を増やす

うつ病予防にもっとも効果が高いのは、人との会話です。家族や友人など、気軽に会話できる相手となるべく頻繁に長く話をすることが、孤独感を高めず、うつ病予防につながります。

できれば顔を合わせて会話するのが望ましいですが、難しいようならビデオ通話や、音声通話でもいいでしょう。文字だけのやりとりだけではなく、きちんと相手と肉声を交わすことが重要です。

また、社会と接点をもつことも重要です。社会の一員という自覚が、孤独感を解消してうつ病の予防にもなるからです。

そのため、定年退職後に新しい仕事を始めたり、趣味の場や習い事に通ったりして、社会や人とのかかわりをもちつづけるように心がけましょう。

老人性の「隠れうつ」に要注意

高齢者で話題になるのは認知症のことばかりです。私が高齢者専門の精神科医だというと、たいていが認知症の専門家のように思われ、「どうしたら認知症になりませんか」「認知症を治す方法はありますか」といったことをよく聞かれます。

しかし認知症は、徘徊や幻覚、人格が変わってしまったような言動など、周辺症状の治療はできても、本質的な治療法はありません。

誰もが嫌う認知症ですが、軽症であれば普通の生活もできますし、認知症になった高齢者本人にしてみると、嫌なことが忘れられたり、知能が低下したこともあってニニコニコしていて多幸的になったりすることが多いのです。

一方で、高齢者になってうつ病になり、治療も受けないとなると、認知症にならないかぎり死ぬまで気分が沈んだままで過ごさざるをえなくなります。本人にとって非常に苦しく、つらい毎日が続きます。私の高齢者医療の経験からして、晩年のうつ病ほどつらいものはありません。

にもかかわらず、世の中では、ひたすら認知症を恐れ、かたやうつ病については見過ごされることが多いのです。注意してください。

第2部

最新研究が教える
持病を悪化させない
生活習慣のヒント

岡本 卓

第2部では、世界各国の大規模調査によって最近明らかになった「糖尿病・血圧・認知症」を改善するための、新しい知見を紹介します。

「血圧を下げなさい」「体重を減らしなさい」などど、これまでお医者さんから口を酸っぱく言われてきたことも、最新の大規模研究によって否定されているケースも少なくありません。

生活習慣病の改善は、薬などに頼るばかりでなく、生活習慣を変えていくことが欠かせませんが、第1部でも触れたように、節制ばかり強いられるのではストレスもたまって効果はあまり期待できないでしょう。

以下で紹介する知見には、これならできそうというものが多くあります。もちろん、すべてに取り組む必要はありませんので、自分にあったものがあれば取り入れて健やかな毎日を過ごしてはいかがでしょう。

第3章

ストレスを手なずけ
糖尿病の深刻化を回避しよう

ストレスは健康寿命を脅かす

「現代社会はストレス社会」といわれます。家庭や職場の人間関係、健康や経済的な問題、長い老後の不安など、ごく普通に生活している人でもさまざまなストレスに見舞われる状況にあります。そして、こうしたストレスは心の問題に影を落とすだけでなく、私たちの健康寿命を蝕(むしば)んでいるのです。

すでにこの30年間で、日本の糖尿病や肥満、脂肪肝といった代謝疾患は増加の一途をたどっています。１９９０年から２０１９年の間に、肥満は女性で13％、男性で27％も増加しました。糖尿病も24％増加し、日本国内では予備軍を含めると２０００万人にも上り、今や糖尿病は国民病となっています。

こうした状況の中、新たなリスク要因として「ライフストレス」が注目されています。人は環境の変化というストレスに対応する「適応メカニズム」を持っていますが、それはホメオスタシスの機能によって安定状態が保たれています。しかし、自律神経・内分泌・免疫からなるこのホメオスタシスが、慢性的なストレスや、過度なストレスに曝(さら)されると、バランスを崩し、あらゆる身体機能にダメージを与え病気を引き起こしやすくなるのです。

さらに動物実験では、ストレスがインスリン抵抗性や糖・脂質代謝異常を引き起こし、細胞の老化やテロメアの短縮という遺伝子レベルの老化プロセスにも影響を与えることがわかっています。人の場合でも、家庭、職場、地域社会におけるさまざまなストレスが生物学的老化を加速させ、代謝機能や免疫機能に悪影響を及ぼすことが研究で明らかになっています。さらにストレスは、運動不足、睡眠障害、依存症などの不健康な行動を誘発し、間接的に代謝異常のリスクを高めることもあります。

第1章で紹介した事例のように、幼少期の逆境や成人期の慢性的なストレスは、糖尿病や脂肪肝などの代謝性疾患のリスクを高めるだけでなく、心血管疾患や感染症、そして精神症の罹患(りかん)率を上昇させます。

憂慮すべきは、一度こうした疾患を発症すると、ストレスがさらに病状を悪化させる可能性があることです。例えば糖尿病患者では、ストレスによって血糖コントロールは大変難しくなります。

ストレスで高血圧や糖尿病はさらに悪化

最近の糖尿病患者を対象にした大規模調査研究では、ストレスを受けた後の血圧やコレステロール値の回復は難しく、同時にストレスホルモン分泌量も増加していることがわかりました。また、重度の心理的苦痛を抱える人は、そうでない人に比べて死亡リスクが1・5倍高くなることが判明し、糖尿病患者の場合は、そのリスクはさらに2倍に跳ね上がりました。

別の調査では、社会経済的に恵まれない環境で育った（幼少期からのストレス体験を持つ）人はさまざまな身体疾患を発症するリスクが高く、加えて精神的な問題や不健康な行動（生活習慣）があるとリスクはさらに上昇しました。

ストレスが単に病気のリスクを高めるだけでなく、既往症を悪化させ、命を縮める要因となるのです。仕事上のストレスを抱える人は健康な人に比べて、心筋梗塞や脳卒中などの心血管疾患で死亡するリスクが1・6倍も高いという報告もあります。

ストレス排除は難しい。軽減を目指そう

ストレスが私たちの健康寿命を脅かす存在であることは次々と科学的に実証されてきましたが、ストレスを排除することは難しく、自分一人だけ環境を全く変えるなど簡単なことではありません。まずは、ストレスと上手に向き合い、軽減するための対策を考えましょう。

次項から、さまざまな最新研究による「糖尿病を悪化させない技術」を紹介します。すべて取り入れなくても、自分にできそうなことから取り組んでみてはいかがでしょう。

とにかく、規則正しい生活習慣の重要性をわかってほしいのです。自分にとって心地よいレベルの運動強度を知ること、リラックスできる空間づくり、そして一人でもいいので気のおけない誰かとの語らいなど（まずは、ＡＩ相手でもいいと思います）、できることから始めてみましょう。ストレスを自らコントロールすることで、私たちは自分の人生を取り戻し、より豊かな人生を送ることができるのです。

ストレスが糖尿病を悪化させる！　忘れがちな心のケア

ストレスと糖尿病の関係を断つためには、食事療法や運動療法はもちろんのこと、さらに最近では「心のケア」が注目されています。

最近の研究では、糖尿病治療の一環としてカウンセリングによる心のケアが治療効果を上げることが明らかになってきました。患者さんの悩みや不安に寄り添い、ストレスを軽減するための方法を個々の生活形態に合わせて一緒に考えます。医師や医療スタッフは、患者に主体性を持たせ、糖尿病とうまく付き合っていくための心の持ち方や、生活習慣の改善のためのモチベーション維持について、共感的態度や支持的態度で向き合います。

ただ、残念ながら日本では、カウンセリングを受けることに抵抗を感じる患者さんも少なくありません。「怠けている、と叱られるのではないか」「心の問題を抱えていると思われるのが怖い」「誰にも理解されるわけない」といった理由で、心のケアに消極的です。

しかし、ストレスは決して恥ずかしいことではありません。同じ悩みを持ちながらも抱え込んでいる人は大勢います。健康の悩み、排泄の問題、認知の問題、経済的な悩み、家族のしがらみ、町内会の悩みなど、一人で抱え込まず専門家に相談することで、少しでも気持ちが楽になれば血糖コントロールも改善するかもしれません。

「病は気から」という言葉があるように、心と体は密接に繋(つな)がっています。糖尿病治療においても、心のケアを軽視することはできません。

何の理由がなくても笑ってみてください。笑いは世界中で用いられている他人とのアイスブレイクの最高のツールです。笑いでストレス解消をするエクササイズもあります。まずは、自分の心の檻(おり)から自らを解放しましょう。副作用ゼロの妙薬である「笑い」は、もうすでにあなたが持っている優れた人間の宝でもあるのです。

糖尿病重症化を防ぐ治療。スマホと在宅医療が鍵を握る

「血糖値が高いのはわかっている。しかし、食事制限も運動もなかなか続けられな

い」……そんな悩みを抱える糖尿病の患者さんは多いのではないでしょうか。しかし、糖尿病の重症化に伴う合併症のリスクは深刻で、生活の質は落ちてゆくばかりです。

最新の医療技術によって、重症化を防ぎ快適な生活を取り戻すことも可能です。鍵を握るのが「スマホ」と「在宅医療」です。

私のクリニックでは、糖尿病治療の最前線として、患者が自身の血糖値をスマホで医師に送信し、医師がそれに基づいてインスリンの量などを指示する、きめ細やかな遠隔診療が行われています。これにより患者は頻繁に通院したり、入院することなく、自宅で適切な治療を受けることができます。また、医師も患者の状態をリアルタイムで把握できるため、重症化の兆候を早期に発見し、即時に適切な対応をとることができるのです。

また、糖尿病の深刻な合併症である慢性腎臓病（ＣＫＤ）によって腎機能が低下し続けると腎移植、もしくは透析を免れません。週に3回、病院に通って4時間もの時間を費やす血液透析は、患者のウエルビーイング（心身ともに満たされた状態）を損ないかねません。一方、腹膜透析は、場所を選ばず自分のペースで透析を行うことができます。これにより、患者のＱＯＬ（生活の質）は大幅に向上し、仕事や趣味など充実した毎日を送ることができるようになるでしょう。

もちろん、スマホや在宅医療ですべてが解決するわけではなく、住み慣れた地域で体の変化をよくわかっているかかりつけ医とともに、生活習慣の定期的な管理をすることは肝要です。

もはや「糖尿病は治らない病気」ではありません。糖尿病と付き合いながら自ら求める人生を探ってゆけばいいのです。医師と相談しながら適切な治療法を見つけていきましょう。

【食事】ヨーグルトの予防効果

ヨーグルトの健康効果は知られていますが、つい最近も「ヨーグルトの糖尿病リスクの軽減効果」をアメリカの疾病対策センター（CDC）が発表し、一躍脚光を浴びました（2024年3月5日）。

それによると、定期的にヨーグルトを食べる人は、まったく食べない人に比べて、

2型糖尿病の発症リスクが18％も低いことがハーバード大学のグループによって報告されています。これは、1980年から2010年にかけて医療従事者や看護師の、男女合わせて20万人近くを追跡した大規模調査で信頼性の高いものです。

また、スペインでも糖尿病でない3454人を対象にした追跡調査が行われ、4年余りの調査中に270件の糖尿病の発症が確認され、ヨーグルトの摂取量が多いほど糖尿病発症リスクは低いことがわかりました。チーズなど他の乳製品による関連は認められませんでした。

アジアの中国でも、1万5512人の成人を対象に、ヨーグルトを含む乳製品の摂取と糖尿病の関係を調べた調査で、乳製品を1日わずかでも摂取する人は、まったく摂取しない人に比べて糖尿病のリスクが47％も低いことがわかりました。特に1日25～65gの摂取が糖尿病予防に効果的である可能性が示唆されました。

2022年の19の研究（参加者48万3090人、2型糖尿病患者3万2896人が対象）を解析したメタアナリシスの結果では、ヨーグルトを50g多く摂取するごとに2型糖尿病のリスクが7％低下することが明らかにされています。

「ヨーグルトで糖尿病予防ができるの？」と驚かれた方もいるかもしれませんが、実は、ヨーグルトには、腸内環境を整える善玉菌がたくさん含まれています。この善玉菌が血糖値を調整するホルモンの分泌を促したり、インスリンの働きを良くしたりすることで糖尿病の予防に役立つと考えられています。

またヨーグルトには、カルシウムやたんぱく質、ビタミンB群など、健康に良い栄養素も豊富に含まれ、糖尿病予防に効果がある要因だと考察されています。

ヨーグルトの種類は、無糖のプレーンヨーグルトが最も効果的だとハーバード大学の研究で示されています。

もちろん、ヨーグルトだけで糖尿病が予防できるわけではありません。バランスの取れた食事や適度な運動、ストレスを溜めない生活習慣は基本です。その上で、毎日の食事にヨーグルトを取り入れて、糖尿病予防を実現しましょう。

【食事】赤ワインを飲む人は糖尿病になりにくい

特定の栄養素や食品、食事パターンなどの糖尿病発症への影響の研究だけでなく、DWAS（食事全体の関連研究）という新しい手法を用いて分析した研究もあります。

イギリスの大規模調査データをもとに、糖尿病発症とつながりのある食事因子を研究した事例をご紹介しましょう。

ＤＷＡＳは、遺伝子と病気の関係を調べる比較的新しい手法で、種々の食事因子を同時に調べ、食事と疾患の関係を網羅的に調べることができるものです。

従来の栄養疫学研究では、特定の食品や栄養素に焦点を当てていましたが、ＤＷＡＳは多数の食品や栄養素を同時に評価できるため、新たな関連性を発見したり、食事と疾患との関係を包括的に評価できることから、栄養学研究や臨床現場での活用が期待されています。特に、２型糖尿病のような生活習慣病の予防や治療において、食事の役割を解明し、個別化された栄養指導を提供する上で重要な役割を果たすと考えられます。

最近ではＤＷＡＳによって「赤ワインを飲む人は2型糖尿病になりにくい傾向がある」というユニークな結果が報告されました。アルコールは健康に悪いイメージがありますが、赤ワインの糖尿病予防の効果が示されたのです。

この研究で用いられたのは、イギリスの「ＵＫバイオバンク」です。バイオバンクとは、血液や組織などの試料と診療情報を保管し、長期間にわたって追跡調査することで病気の発症や進行のメカニズムをより詳しく解明するためのもので、イギリスのバイオバンクは世界最大規模で、世界中の研究者に公開されています。

そこで、2型糖尿病ではない約12万人の食生活を11年以上追跡調査し、225種類の食べ物や栄養素が、2型糖尿病の発症リスクにどう関係しているかを調べた結果、以下のことが明らかになりました。

○2型糖尿病になりにくい食べ物：適量のアルコール摂取量（男性の場合ワイン300cc、女性150cc）、赤ワイン、新鮮なトマト
×2型糖尿病になりやすい食べ物：バターを塗ったパン
○2型糖尿病になりにくい栄養素：鉄分
×2型糖尿病になりやすい栄養素：でんぷん

多くの種類の食べ物や栄養素を一度に調べることができるこの新しい方法によって、今まで気づかなかった疾患と食品の意外な関係が浮き彫りとなりました。

糖尿病では、適度な赤ワインを嗜み、トマトを食べる。バターを塗ったパンは控えめにするなど、ちょっとした食事内容を見直すことで、糖尿病のリスクを減らせるかもしれません。

ただし、これはイギリスのデータに基づくもので、日本人の食生活にそのまま当てはまるとは限りません。あくまで参考としながらも、赤ワイン好きの僕にとってもご機嫌な研究結果でした。

【食事】低脂肪牛乳は健康に良い、に疑問符

「低脂肪牛乳は健康に良い」と思っていらっしゃる方は多いと思います。この思い込みに一石を投じた論文を紹介しましょう。

平均年齢50歳の6万人の成人に対し9年間にわたる追跡調査が行われ、乳脂肪摂取量と2型糖尿病発症との関係について調べた結果、乳脂肪レベルが最も高いグループは、最も低いグループに比べて糖尿病の発症リスクが29％も低いことが明らかにされたのです。この報告は、「低脂肪牛乳は健康に良い」という常識を覆す衝撃的な結果となりました。

どうしてこのような結果になったのでしょうか？

研究者らは、乳脂肪に含まれる特定の脂肪酸によってインスリン感受性が改善した

り、炎症を抑えたりすることで、糖尿病予防に役立っている可能性を指摘しています。

しかし、この研究結果だけで低脂肪牛乳を完全に否定するわけではありません。低脂肪牛乳には、カルシウムやビタミンDなど体に必要な栄養素も含まれています。また、この研究は観察研究であり、低脂肪牛乳の摂取と糖尿病予防の因果関係を直接証明したものではありません。それでも、あらためて牛乳について注目するきっかけになったのではないでしょうか。

牛乳に含まれる脂肪分には、未知の健康成分が存在しているのかもしれません。適切な食事バランスを念頭におき、世の中に溢（あふ）れる健康情報をクリティカルに評価しましょう。牛乳は健康に良い飲み物です。ただし、過ぎたるは及ばざるが如し。取りすぎもいけませんし、低脂肪牛乳のほか全乳やヨーグルトなどさまざまな乳製品をバランスよく摂取することがより健康的な選択といえるかもしれません。

ところで最近、前述の研究を支持する論文が発表されました。高脂肪乳製品をたくさん食べる人ほど、糖尿病の前段階である「糖尿病予備軍」から血糖値を正常に戻せる可能性が高くなることが明らかにされました。この研究では、高脂肪乳製品を1日に200g多く摂取することによって、正常血糖に戻る可能性が69%も高まることが示されています。また、牛乳をコップで1日0・5〜1・9杯飲む人は、ほとんど飲まない人に比べて食後の血糖値が良好に保たれる傾向を認めました。

ヨーグルトを毎日食べることで、糖尿病予備軍から正常な血糖値に戻る可能性が高まるという結果もご紹介しましたが、低脂肪乳製品と全脂肪乳製品の摂取量による、糖尿病予備軍からの回復、もしくは悪化との間に関連性は認められませんでした。

これまで乳製品と糖尿病の関係についてさまざまな考察が行われてきましたが、ようやく最新の研究で、高脂肪乳製品が糖尿病の予防に役立つ可能性が示されたのです。ただし、「チーズの摂取量が多いと糖尿病のリスクが高まる」という別の報告もありますから、高脂肪乳製品なら何でも良いというわけではないようです。種類や摂取量によって、糖尿病への影響が異なる可能性がありそうです。

今後、乳製品と糖尿病の関係はさらに詳しく解明されることでしょう。

【食事】砂糖代わりの人工甘味料がリスクを高める？

「お砂糖は控えなきゃ！」と考えて、コーヒーにお砂糖の代わりの人工甘味料を入れていることはありませんか？

実は、「人工甘味料」が糖尿病のリスクを高めているかもしれません。

2023年3月、WHO（世界保健機関）は、体重管理を目的とした人工甘味料の使用に対して、警告を発しました。人工甘味料は、長期的に摂取しても体重減少効果は期待できないばかりか、2型糖尿病、心血管疾患、そして死亡率のリスクを高める可能性がある、とWHOは指摘しています。

また、2023年2月にBMJ誌に掲載された論文でも、人工甘味料をコーヒーに入れた場合、特に糖尿病の発症リスクが高まることが報告されています。この研究では、10万人以上のフランス人を対象に9年間にわたって人工甘味料の摂取量と2型糖尿病の発症リスクの関係を調査しました。その結果、人工甘味料を多く摂取する人ほど糖尿病の発症リスクが高いことが判明したのです。

特にコーヒーに人工甘味料を入れて飲む人は、そうでない人に比べて、糖尿病の発症リスクが1・69倍も高かったというから驚きです。

同様に2024年、6万4949人を対象としたUKバイオバンクを用いた研究でも、人工甘味料の摂取と2型糖尿病の関連について遺伝子解析した結果、コーヒーに入れる人工甘味料の摂取は、2型糖尿病の発症リスクを高めることが確認されました。善玉コレステロールの低下が代謝機序に関与していると考察されています。またこの報告では、2型糖尿病の人は、コーヒー、シリアル、紅茶に人工甘味料を入れる傾向が高いこともわかりました。

なぜ、人工甘味料が糖尿病のリスクを高めるのでしょうか？ 詳しいメカニズムはまだ解明されていませんが、人工甘味料が腸内細菌叢に悪影響を与えたり、食欲を刺激したりすることで、血糖値の調節機能を乱す可能性が指摘されています。

「でも、砂糖はカロリーが高いから……」と思われる方もいるかもしれません。

人工甘味料のほうが、砂糖よりも体に悪いというわけではありません。問題はバランスです。砂糖も人工甘味料も摂り過ぎるから問題なのです。

もし、あなたが糖尿病を予防したいのであれば、まずはコーヒーに砂糖だけでなく、人工甘味料を入れるのをやめてみませんか？　ついでに塩も最低限に抑え、食材そのものの味わいを尊重し、繊細に感じ取れる舌を鍛えましょう。

あなたの健康を守るための、第一歩となるはずです。

【食事】白米↓玄米へ。それだけでもリスク低減

糖尿病は遺伝的な要素も関係しますが、それよりも毎日の生活習慣、特に「食」が大きく影響します。実は、毎日の食事を少し変えるだけで、糖尿病の予防、そして増悪リスクを抑制することができるのです。

例えば、白米を食べるか玄米を食べるかで、２型糖尿病の発症リスクが異なるのです。２０２２年に世界の20万人以上のデータを分析し、１日に１５８ｇ（およそご飯茶碗一杯）の白米を食べるごとに、糖尿病リスクが13％も高まるという驚きの結果が発表されたのです。一方、玄米の場合は、50ｇ食べるごとにリスクが13％ずつ低下するという結果でした。つまり、白米を玄米に置き換えるだけで、糖尿病予防に大きな効果が期待できるのです。

いったい、なぜ、このような違いが生じるのでしょうか？

白米は、精米によって食物繊維やビタミン、ミネラルなどが豊富に含まれている糠(ぬか)や胚芽(はいが)が取り除かれています。そのため、血糖値は急上昇しやすく、それに伴いインスリン分泌量は増加し、結果として糖尿病リスクが高まるのです。

一方の玄米は、糠や胚芽はそのままで食物繊維やビタミン、ミネラルが豊富です。これらの成分は、血糖値の上昇を緩やかにし、インスリン分泌量は抑制され糖尿病予防に効果的なのです。

特に、私たち日本人はご飯を主食としていますから、毎日のご飯が、あなたの未来の健康を左右することになるのです。長年続けて来た習慣ですから、いきなりすべて切り替えるのは難しいでしょうが、最近は玄米を美味しく食べられるようになっていますから、少しずつ白米から玄米に置き換えてみてはいかがでしょう。糖尿病予防の小さな一歩となるはずです。

【食事】コーヒーに糖尿病予防効果があった

「コーヒーは体にいい」という記事をよく目にするようになりました。あなたは、具体的にどんな効果があるのかご存じですか？

118万人を対象としたメタアナリシス[※]で、1日にコーヒーを5杯飲む人は、飲まない人に比べて29％も2型糖尿病の発症リスクが低いという結果がでました。また、1日に飲むコーヒーの量が1杯増えるごとに、2型糖尿病のリスクは6％減少していました。

※メタアナリシスは、複数の研究を統合することで得られる知見の質を高め、特定の問題に対するより確かな解答を提供しようとする手法。これにより、さまざまな医療や科学の分野における知識を深めることに貢献している。

「でも、カフェインが気になる……」という方もご安心ください。この研究では、カフェインレスコーヒーでも同様の効果が確認されました。つまり、カフェインの有無にかかわらず、コーヒーを飲むこと自体が糖尿病予防に役立つ可能性があるということです。

もちろん、コーヒーの飲み過ぎは禁物です。1日に何杯も飲むと、カフェインの過剰摂取になりカフェイン中毒に発展する可能性もあります。また、砂糖やミルクをたくさん入れると、カロリーオーバーになってしまうので注意が必要です。

コーヒーは、適量を守れば、健康に良い飲み物です。毎日の生活にコーヒーを取り入れて、健康な毎日を送りませんか？

【食事】食事内容は変えなくても、食べる時間帯で痩せられる

「食事制限なしでもダイエットできる方法」――そんな夢のような話があるといいですね。

実は、最新の研究で「食事制限なしで痩せられるかもしれない方法」が報告されました。「時間制限食」と呼ばれるダイエット法で、簡単に言うと、食べる時間帯を制限するだけで、体重が減るというシンプルな方法です。

２０２０年、アメリカの研究チームが58人の肥満の方を対象に、この時間制限食の

効果を検証しました。参加者は、3つのグループに分けられ、1つは「食事は午後3時から7時までの4時間のみで、残りの20時間は絶食」。そして、「食事は午後1時から7時までの6時間のみで、残りの18時間は絶食」のグループと、「食事時間は自由」のグループです。

8週間後、それぞれのグループの体重や健康状態を比較すると、4時間の時間制限食と6時間の時間制限食のグループは、どちらも体重が約3％減り、かつ自然に食べる量が減っていったというのです。さらに、どちらもインスリン抵抗性（糖尿病のリスクを高める要因）や体に悪い影響を及ぼす活性酸素も低下していました。時間制限食は、体重を減らすだけでなく、健康にも良い効果があることが判明したわけです。

「食べる時間を制限したらお腹が空いて我慢できないかもしれない」と思うかもしれません。研究では、時間制限食をしても空腹感や疲労感に特に影響を及ぼさなかった、と報告されています。生活パターンや食嗜好など個人差も気になるところですが、時間制限食は試す価値はありそうです。

この研究では、1日の摂取カロリーが550キロカロリーも減少したという結果を得ていますが、このメカニズムには腸内細菌が関与していることを示唆する別の論文が発表されています。時間制限によって生じる絶食時間に、腸内の酸性度が上がり粘液の分泌量が抑制され、腸の容量が減少します。絶食は生体のサーカディアンリズム※にも影響し、腸内細菌の顔ぶれを替えて、腸から出る代謝物が変化することになり、食欲低下をもたらし、体重減少に寄与するというわけです。

※体の中に備わっている、約24時間周期リズム。体内時計がその役目を司り、睡眠、体温、ホルモン分泌を調節している。

絶食がもたらす腸内細菌叢の多様性は、もともとの体脂肪率や肥満などの個体差によってもその効果の種類や度合いに違いがありそうです。今後の研究によって、個体差に応じた最善の断続的絶食療法が展開されるのではないかと思います。

ただし気になるニュースもあります。米国心臓協会の「疫学と予防・生活習慣と心臓代謝に関する科学セッション２０２４」で発表された予備研究では、１日の食事時間を８時間未満に制限する時間制限食は、12～16時間かけて食事をする人に比べて、心血管疾患による死亡リスクが91％も高いことがわかったというのです。

そこでは２００３～18年にわたる２万人以上のアメリカ人成人の食事パターンと、２００３～19年12月までの死亡データが比較されました。時間制限食が短期的な利益をもたらす可能性がある一方で、長期的には悪影響がある可能性が指摘されたのです。特に、心臓病やがんの患者は8時間の食事時間と心血管死亡リスクの増加との関連性に注意する必要があるようです。

この研究には、自己申告による食事記録や食事時間以外の健康に影響を与える要因が考慮されていないなどの問題がありますし、精査されていない学会報告である点も考慮しなくてはなりません。食事記録不要の「時間制限食」は魅力的ですが、自分にとって安全か、そして適切な方法かどうかは、まずはかかりつけ医に相談してみましょう。

【食事】やはり夜9時以降の間食は禁物

仕事が終わってホッと一息、ついつい夜食に手が伸びてしまう……。心当たりはありませんか？　その夜食が、あなたの健康を脅かしているかもしれません。

特に、糖尿病のリスクを高める要因として夜遅い時間の食事のデメリットが注目されています。

2019年に発表された研究では、就寝前2時間以内に100キロカロリー以上を摂取する人は、そうでない人に比べて体重過多や肥満になる可能性が80%も高いという結果が出ています。

さらに、2024年のイギリスの研究で、夜9時以降に定期的に間食をする人は、しない人に比べて、糖尿病のリスクが高いことが浮き彫りにされました。深夜の間食によってHbA1cは有意に高くなり食後の血糖や中性脂肪も高値を示しました。また、日本人を対象とした研究でも、夕食後の間食（週3回以上）は、体重と血糖値の上昇を引き起こすことが実証されています。

体内の環境は、私たちが生まれながらに備えている体内時計のリズム（サーカディアンリズム）に合わせて変化しています。当然、食事の消化や吸収にも大いに関わっているわけです。そのため、夜遅くに食べ物を食べると体内時計のリズムが崩れ不具合が発生します。食べたものが脂肪として蓄積されやすくなったり、血糖値が上がりやすくなったりするのです。適切な食事のタイミングは健康的な腸内環境をもたらします。夜遅くの食事はなるべく控えめにしたほうが健康のためには良いわけです。

さらに、糖尿病予備軍の人を対象とした研究では、夜遅い時間帯の食事制限をすることが糖代謝を改善させることが明らかにされています。

「でも、ストレス発散に手っ取り早い夜食はやめられない」という人もいるかもしれませんませんん。安心してください。夜食を完全にやめなさい、と言っているわけではありません。大切なのは、食べる時間帯と量をコントロールすることです。

例えば、夕食は就寝3時間前までに済ませ、夜食は軽めにして、寝る直前に食べるのは避けましょう。夜食の内容も重要です。消化の良いものを選び、糖質や脂質の多いものは控えます。

「たかが夜食」と侮ってはいけません。夜食の習慣を見直すだけで、糖尿病のリスクを減らし、健康的な生活を送ることができるのです。

【生活】孤独は糖尿病リスクも高めている

「孤独」があなたの健康、特に糖尿病と深く関係していることをご存じですか?

40万人以上の健康な中高年者を対象にしたイギリスの大規模研究の結果、興味深い知見が発表されました。人との繋がりの少なさや孤独感が、糖尿病の発症と深く関わっているというのです。

ちなみに、「社会的孤立」と「孤独感」は同じものではありません。「社会的孤立」は人との交流が少ない状態を意味し、「孤独感」は、たとえ自分の周りに人がいても「孤独だ」と感じる主観的な感情を意味します。この研究では、社会的孤立と孤独感の両方が、糖尿病の発症リスクを高めることがわかりました。

最も社会的に孤立している群では、そうでない群に比べて糖尿病になるリスクが9%高く、最も孤独を感じている群では、糖尿病のリスクが21%も高いことが明らかになりました。そして社会的孤立と孤独感の両方ある群では、糖尿病のリスクはさらに高まることもわかりました。

「私は友達もいるし、孤独じゃないから大丈夫」という人でも気をつけなければならないようです。この研究では、「あらたに」孤独におちいった人の糖尿病発症リスクは、1・95倍と高くなることも注目されています（孤独感が長期間続いている人の2型糖尿病の発症リスクは、2倍上昇）。

なぜ孤独が糖尿病のリスクを高めるのか

孤独を感じるとストレスホルモンが増加し、血糖値を上昇させることがその一因のようです。突然、糖尿病管理が難しくなった方の中には、「妻が亡くなってから、毎日コンビニで何か買って食べているよ」とか、「子どもたちが独立して、1日中誰とも話さなくなって食事は冷凍食品になった」など、孤独な生活による食行動の変化や、健康的な栄養バランスを考える気力の低下を訴える方がいらっしゃいます。孤独に馴れてしまうと、次第に他人と交流することが煩(わずら)わしくなり、引きこもりがちになり、運動不足や睡眠障害に発展します。孤独は、栄養・運動・休養の質を下げ、糖尿病のリスクを高める要因となりかねません。心が体に深刻な影響を及ぼすのです。

ほかに、血糖コントロールがやや乱れているものの、まだ糖尿病にはなっていない糖尿病予備群と、孤独感や社会的孤立との関係について調査した研究があります。糖尿病予備群の人の場合は、直接、2型糖尿病の発症リスクを高めるというより、生活習慣の乱れや経済的な問題などを引き起こし、間接的に2型糖尿病の発症リスクを高める可能性があるという結果でした。

最近孤独を感じることが多くなったり、人との繋がりが減っていませんか?

積極的に人と交流したり、趣味を楽しんだり、ボランティアに参加するなど、自分に合った方法で孤独を解消することが糖尿病予防につながるかもしれません。

たかが孤独、されど孤独。誰かと繋がることで、心と体の健康づくりにもなります。

【生活】不適切なストレスはできるだけ減らそう

「ストレスは万病の元」といいますが、過度のストレスに長期間さらされると精神面、身体面に重大な影響を及ぼします。

繰り返し述べているように、ストレスもまた糖尿病の大敵です。私たちはストレスを感じると、副腎皮質からホルモンの一種であるコルチゾールが多く分泌されます。別名「ストレスホルモン」とも呼ばれるコルチゾールには、ストレスに耐えられるように血液中のブドウ糖を上昇させる働きがあるのですが、ストレスが続くと血糖値は上昇し糖尿病のリスクを高めてしまうのです。さらに、ストレスは暴飲暴食や睡眠障害を引き起こし、糖尿病の悪化に弾みをつけてしまいます。

第1章でも紹介した50代の男性は、20代の頃、業務中に交通事故に遭い重傷を負い、その後、心的外傷後ストレス障害（ＰＴＳＤ）を発症しました。ＰＴＳＤによる症状に加え糖尿病も発症し、40代に入る頃にはインスリンの投与量も1日１９０単位と日本人の平均投与量である27単位の約7倍以上も増加してしまいました。

多くの医療機関で治療を断られ途方に暮れていましたが、当院で精神療法と薬物療法（インスリン療法）を組み合わせた治療を開始しました。毎日スマートフォンで血糖値を報告してもらい、インスリンの投与量を指示するなど連絡を取り合い二人三脚で治療を続けています。幸い、最新の注射薬が効果を表し血糖値は降下、インスリン量も1日40単位にまで減らすことができました。これからも長い闘病となりそうです。

このように、ストレスは糖尿病に深刻な影響を与える可能性があります。

２０２３年6月に発表された論文にも、糖尿病に及ぼすストレスの影響が注目され、ストレスを軽減することで糖尿病の発症リスクを37％も低下させる可能性があると報告されています。

また幼少期に受けたストレスが、将来の糖尿病などの代謝性疾患の発症に影響することが、フィンランドで行われた「フィンランドの若者の研究」によって明らかにされました。

これは、子ども時代の生活環境と将来の健康状態の関係を明らかにするために6歳から18歳までの3000人を30年以上追跡調査したものです。恵まれない地域で育った子どもたちは、裕福な地域の子どもたちと比べて野菜や果物をあまり食べず、運動不足で、喫煙率も高い傾向にありました。子どもの頃は両グループの健康状態に差はありませんでしたが、大人になるにつれて恵まれない地域で育ったグループは血液中の脂質濃度が上昇し、インスリンの働きが悪くなりインスリン分泌量が増加するなどの変化が認められたのです。33歳から48歳になる頃には、さらに差は拡大し、恵まれない地域で育ったグループでは肥満が44%、高血圧が83%、脂肪肝が73%、糖尿病が驚くことに371%も、裕福な地域に育った子どもたちより高いリスクで生じていました。この研究は、子どもの頃の生活環境が将来の健康に大きな影響を与えることを浮き彫りにしたのです。

もちろん、ストレスを完全に無くすことは難しいでしょう。しかし、ストレスを手なずけることはできるかもしれません。

例えば、適度な運動や趣味を楽しんだり、有効なリラックスタイムをしっかりとること。コミュニケーションを大切にして悩みを抱え込まずに信頼できる人に相談すること、相談し合うこともストレスによる疾病リスクを抑制します。

例えば、どこでも気軽にできる「笑いヨガ」は、私たちも行っていてぜひとも紹介したい健康習慣です。笑いヨガは、インドの医師マダン・カタリア博士が1995年に発明した健康法で「ラフターヨガ」とも呼ばれます。笑いの体操とヨガの呼吸法を組み合わせたもので基本的にはグループで行うのが特徴です。

福島大学の研究で42人の糖尿病患者さんを対象に12週間、笑いヨガに取り組んだ結果、血糖状態（HbA1c値）が0・31%改善しました。それだけではなく、参加者は気持ちが明るくなり、睡眠時間が増加したなどの効果も認められました。

笑いヨガは、糖尿病の治療として楽しく続けられる方法かもしれません。私のクリニックでは2019年以来、毎朝の朝礼で笑いヨガを続けています。辛い出来事があっても仲間と一緒に前を向く、レジリエンス（回復力、復元力）が鍛えられていくのを実感しています。

「たかがストレス」と軽く考えず、自分の心と体と向き合い、ストレスを減らす努力をしてみましょう。ストレスを手なずけることで、糖尿病だけでなくさまざまな病気の予防にもつながるのです。

【生活】糖尿病と悪影響を及ぼし合ううつ病

気持ちが落ち込む、泣けてくる、すぐにイライラする、好きだったことを楽しめなくなった、誰にも会いたくない……。そんな症状に見舞われたことはありませんか?

誰にでも生じる心の不調は、体にも大きな影響を与えることが近年多くの研究からわかっています。なかでも糖尿病はうつ病と深い関係があり、双方向に悪い影響を及ぼし合う可能性が注目されています。

2018年のうつ病と糖尿病の関連性を詳しく調べた論文によると、糖尿病のある人はない人に比べて、うつ病の発症リスクが2倍以上も高く、逆にうつ病患者は糖尿病を発症するリスクが60%も高いという報告もあります。

この主な理由として、うつ病によって引き起こされる生活習慣の乱れが挙げられます。摂食障害による暴飲暴食、倦怠感が招く運動不足、睡眠障害による不十分な休養など、うつ病の結果として生じる不適切な生活習慣が、血糖コントロール不良という悪循環を招くのです。

またストレスに耐えるために分泌されるコルチゾールが、過度のストレスがかかることで必要以上に、かつ慢性的に分泌され抑うつ状態を悪化させます。そしてコルチゾールによる慢性的な血糖上昇は、糖尿病を悪化させ治療効果を妨げるのです。

うつ病は、糖尿病の治療に対する意欲の低下を招き、もはや八方塞がりになるといった悪循環を生み出すことにつながります。

では、どうすれば心の不調から逃れ、糖尿病とうまく付き合っていけるようになるのでしょうか？

うつ病併存の糖尿病という八方塞がりから脱却するための方法として、世界では協調ケアが注目されはじめています。複数の専門職からなる医療チームが連携して患者さんをサポートする統合的なケアモデルです。２０２０年にインドの４つの診療所で行われた臨床試験では、糖尿病と診断され、かつ抑うつ症状のある患者４０４人を対象に、協調ケアによる介入の有効性が検証されています。

私たちは誰かと話し、悩みや不安を共有することで心を少し軽くすることができます。また話を聞くことで誰かの役に立つこともできます。家族や友人との会話はもちろん、ＳＮＳでの交流も有効です。相手の気持ちに寄り添うことで、自分の心も癒やされることがあります。心の不調は決して恥ずかしいことではありません。お互いさまです。一人で抱え込まず、誰かに相談したり、専門家の助けを求めることも考えてみましょう。

糖尿病の治療に欠かせないのが食事療法と運動療法ですが、うつ病治療にも運動療法が有効です。２０２４年の英国からの研究報告で、うつ病の治療に、ウォーキングやジョギングなどの運動療法が飲み薬よりも効果がある可能性が示されました。ウォーキングやジョギング、ヨガ、筋トレなど、さまざまな運動の効果を調査した結果、特にウォーキングやジョギングがうつ病の回復に効果的だったのです。

運動によってストレスが解消されたり、幸せホルモンと呼ばれるセロトニンが分泌されたりすることで、うつ病の改善につながると考えられています。偉大なる解放者リンカーンの名言に「私は歩くのが遅いけれど、歩んできた道を引き返したりしない」という言葉があります。時には、速度を落としてゆっくりでいいから一歩一歩、前進しましょう。新しい景色が見えてきます。

【生活】体温変化が小さい（バイオリズムが乱れている）人ほど、病気リスクが高い

夜勤や徹夜をしてしまったり、時差ぼけなどで、その後の調子が悪い、「体内時計が狂った」などと感じたことはありませんか？　私たちの体には、睡眠と覚醒のリズムがあり、このリズムが崩れると、さまざまな病気のリスクが高まる可能性があるのです。

これを体内時計（サーカディアンリズム）といい、体内時計が狂うと心血管系の活動、認知、体重、免疫、中性脂肪、コレステロール、疲労、気分、けが、胃や腸の症状など、体のさまざまな機能に影響するのです。

体温も体内時計に合わせて変動します。特に手首の皮膚温度は、睡眠や食事、環境の影響を受けますが、この変動幅が大きいほど体内時計が正常に機能しているといえます。

しかし、夜勤などのシフト勤務や、不規則な生活を送っていると、この温度リズムが乱れて、肥満、糖尿病、気分障害、心臓や血圧の問題、がん、老化の促進など健康問題に悪影響を及ぼすのです。手首の皮膚温度のリズムが体内時計のバロメーターになり、引いては生活習慣病などのリスクを知ることができるのです。

２０２３年にイギリスで、手首の体温変化と将来の病気の発症リスクの関係について50万人の大規模調査研究が行われました。１年間にわたり活動量と手首の体温を計測し、その後どんな病気を発症したのか調査したのです。体温の振幅は、生理的リズムや健康状態を理解する手助けになることがわかっています。

その結果、手首の体温振幅が小さい人ほど、さまざまな病気にかかりやすいことがわかりました。例えば、脂肪肝や2型糖尿病、腎不全、高血圧、肺炎などのリスクが高く、体温振幅が１・８℃小さいだけで、糖尿病のリスクが69％も上昇するというのですから驚きです。その他のリスクとして、脂肪肝の発症率は2倍、腎不全は１・25倍、高血圧は１・23倍と報告されています。

今回の研究は、手首の体温変化で将来の病気のリスクを予測できる可能性を示しました。その詳細なメカニズムは不明ですが、この研究成果を活かして病気の早期発見や予防に役立てるのはそう遠くない未来のような気がします。例えば、アップルウォッチなど皮膚体温計測機能がついている腕時計型機器もいろいろあるので、それらを活用してまずは自分の体温変化を知るところから始めてはいかがでしょう。

【生活】スマホのブルーライトは糖尿病リスクを高める

スマホやパソコンなどのLEDディスプレイから出ているブルーライトは、目の疲れや肩こり、睡眠障害などさまざまな体調不良に関わることがわかっています。現代社会では、私たちは毎日のようにこの光を見ているわけですが、このブルーライトが糖尿病の発症に関係があるかもしれないというのです。

2016年に健常な成人19人を暗い部屋に4日間入れて、3日目に起床直後または就寝直前にブルーライトを3時間浴びると糖代謝にどのような変化が生じるのか調べました。その結果、インスリンの分泌量が増え、眠気は減少、さらに就寝直前のブルーライトの曝露（ばくろ）によって、食後の血糖値が高くなる傾向を認めたのです。つまりブルーライトは、私たちの代謝や睡眠に影響を与える可能性があり、特にインスリンが効きづらくなる、いわゆるインスリン抵抗性が誘発されたことが判明しました。

　また、2022年に行われた妊娠中の母親のブルーライトの曝露の影響調査では、41人の妊婦を妊娠30週前後に7日間かけて調べた結果、ブルーライトの曝露が多いほど、母親の空腹時血糖値と新生児の出生体重が高い傾向があることがわかりました。

　このようにブルーライトの曝露と糖尿病の発症リスクとの関係が注目され、2024年にイギリスで47万人以上を対象に13年間の追跡調査をした結果、ブルーライトをたくさん浴びている人ほど2型糖尿病になりやすい傾向があることが証明されたのです。

　それだけではありません。運動をしっかりしている人、睡眠時間が十分な人、屋外で活動する時間が多い人、そして遺伝的に糖尿病になりやすい人ほど、ブルーライトの影響を受けやすいこともわかりました。驚くべきことに、運動をしっかりしている人のリスクが一番高く、39％の発症リスクの上昇を認めたのです。健康的な生活を送っていても、ブルーライトの曝露時間が長いと糖尿病のリスクが高まる可能性があるということになります。

　一方、遺伝的に糖尿病になりにくい人は、ブルーライトの影響を受けにくいこともわかりました。

いずれにしても、スマホ依存に向き合い、パソコンを使う時間はできるだけ最低限にとどめ、業務上、やむを得ず使用される方はブルーライトカットメガネを使うなど、早速対策を講じましょう。

【生活】健康的な食生活でも、睡眠不足は危険

「寝る子は育つ」と言いますが、睡眠は成長ホルモンを分泌するだけではありません。健康な生活を営む上で重要な役割を果たしています。日常的な睡眠不足は糖尿病のリスクを高めることも知られています。

しかし、「睡眠時間」は、人によって違います。なかには、自分はショートスリーパーだから、短時間の睡眠でも昼間のパフォーマンスは落ちないし、眠くも頭がボーッとすることもない、という人もいます。しかし、次のような研究もあります。

2023年に発表された研究で、睡眠時間が短い人ほど、2型糖尿病の発症リスクが高いことが報告されました。この研究では、平均年齢55・9歳の中年の約25万人の

男女を対象に、睡眠時間と2型糖尿病の関係を調査しました。そしてデータを解析した結果、睡眠時間が5時間以下の参加者は、2型糖尿病のリスクが上昇することがわかりました。具体的には、1日5時間睡眠の人は、通常の睡眠時間の人と比べて、2型糖尿病になるリスクが1・16倍。さらに、1日3〜4時間睡眠の人は、1・41倍もリスクが高くなりました。

また、健康的な食生活を送っている人は2型糖尿病のリスクが低いことも明らかになりましたが、たとえ健康的な食生活を送っていても、睡眠時間が短いと2型糖尿病のリスクは高くなっていました。

つまり、睡眠不足があると、健康的な食生活を送っていても2型糖尿病のリスクを上昇させる可能性があるということです。睡眠不足は、血糖値をコントロールするホルモンの分泌を乱し、インスリン抵抗性を引き起こす原因になります。食事制限をして頑張っていても、睡眠不足になっては糖尿病のリスクは高まる一方なのです。「たかが睡眠」と侮ってはいけません。睡眠は、あなたの健康を守るための、強力な武器になるのです。

今日から、自分の睡眠パターンを見直してみませんか？　自分に合った睡眠時間を知り、寝室の環境を整え、日中の過ごし方を見直す。これらの小さな積み重ねが、あなたの健康を守り、糖尿病のリスクを減らすことにつながるはずです。

【生活】電子タバコが禁煙のために有効

「たばこ吸っていますか?」「喫煙の習慣はありますか?」「喫煙歴は?」健康診断で尋ねられる標準的な質問です。「たばこは体に悪い」ということは誰もが知っていることですが、具体的にどのような病気のリスクが高まるのかご存じですか? 脳卒中や虚血性心疾患、慢性閉塞性肺疾患(COPD)や結核、さまざまながんなどのリスクはすぐ出てくるでしょう。実は、たばこは糖尿病にとっても大敵なのです。

先出の2023年6月に発表された論文で、喫煙と糖尿病の関係が改めて明らかにされました。喫煙者は非喫煙者に比べて、糖尿病の発症リスクが30~40%も高いことがわかったのです。

なぜ、たばこが糖尿病の発症リスクを高めるのでしょう?

数々の研究から、たばこに含まれるニコチンやタールなどの有害物質がインスリンの働きを悪くすることが明らかにされています。インスリンは血液中のブドウ糖を細胞に取り込むホルモンですが、その働きが弱まることによって糖の取り込みが低下し血液中に含まれるブドウ糖の濃度、すなわち血糖値が上昇し糖尿病の発症を引き起こすのです。

また、喫煙は血管を傷つけ動脈硬化を促進します。動脈硬化は、心臓病や脳卒中など命に関わる病気のリスクを高めるだけでなく、糖尿病の合併症を悪化させる原因にもなるのです。

診察に来られた人の中には、「やめられないよ、なんといっても喫煙はストレス解消に即効性があるし、リラックスのためには吸っていたほうが健康さぁ」などと、血色の悪い顔で、時には咳き込みながらトンデモ理論を訴えられる方もいます。

しかし、私は何度でも言います。糖尿病の予防や治療効果を高めるために禁煙は最優先事項。禁煙することで、血糖コントロールは安定し、合併症のリスクを抑制することができるのです。

確かに禁煙によって、ご飯がおいしくなって体重が増加し、一時的に2型糖尿病の発症リスクが上がることが懸念されますが、1年以上調査した研究結果から、体重が増加した人でも禁煙による効果を認め、心血管疾患による死亡リスクが大幅に低下したのです。体重が増えなかった人では心血管疾患による死亡リスクは3割減少、体重が増えた人でも、最大75%もリスクが減少する方もいました。

喫煙への興味を質の良い栄養摂取法や身体活動への興味に置き換え、内側から体調を整え、命を大切にしていただきたいと思っています。

「たばこをやめたいけど、どうすればいいかわからない」という方は、医師や禁煙外来に相談してみましょう。禁煙補助薬やカウンセリング、ピアカウンセリングプログラムなどさまざまなサポートを紹介してもらいましょう。

最近では、電子タバコを使用した禁煙の研究も報告されています。電子タバコを介した禁煙は、ニコチン代替療法（ニコチンパッチやニコチンガム）よりも禁煙に効果的だったという2022年の報告があります。また禁煙カウンセリングよりも電子タバコを用いた禁煙治療のほうがより効果的だったという結果も2024年に紹介されています。

さて、この研究は、電子タバコが禁煙支援にどの程度効果的であるか、またその安全性を検証したランダム化対照試験となります。電子タバコは、従来のたばこに代わる選択肢として、多くの喫煙者に希望を与えていますが、これまでその実際の効果に対する科学的な証拠が不足していました。

この試験では、1日に最低5本のたばこを吸い、禁煙を望む成人1246人が参加し、介入グループと対照グループに分けられました。介入グループには、無料の電子タバコと標準的な禁煙カウンセリングが提供され、対照グループには禁煙カウンセリングとバウチャー（報奨）が渡されました。その結果、介入グループの継続的な禁煙率は28・9％で、対照グループの16・3％を上回り、電子タバコが禁煙に有効であることが示されました。

この研究は、電子タバコが禁煙支援において従来の方法よりも効果的である可能性を示唆し、今後の研究に対する期待を高めるものでした。禁煙を望む人々にとって、電子タバコが新たな選択肢となることが期待されます。

新しい明日のために自分らしい禁煙方法を選択して、禁煙を実現しましょう。

【生活】歯周病になると糖尿病まで悪化させる

「歯周病」は、歯茎の病気です。ただし、これは口の中だけの問題ではありません。全身の健康、特に糖尿病にも歯周病が大きく影響することが近年明らかになっています。

2022年に歯周病学の専門誌に掲載された論文では、歯周病とさまざまな病気の関連性が詳しく解説されています。歯周病菌から放出される毒素や、歯周病によって引き起こされる炎症が全身に広がりさまざまな臓器に悪影響を及ぼすのです。なかでも特に注目されているのが糖尿病との関係です。

歯周病になると、歯茎が炎症を起こし、そこから炎症性物質が血液中に流れ込みます。この炎症性物質がインスリンの働きを低下させ、血糖値が上昇し糖尿病が悪化します。また、歯周病が重症化すると、歯を支える骨が溶け、歯が抜け落ちてしまいますが、その結果、食事内容に偏りが生じ、ますます糖尿病のコントロールが難しくなってしまうのです。

一方で別の研究による、「歯周病治療を受けた糖尿病の患者さんの医療費が12〜14%も減少した」という朗報もあります。つまり、歯周病をしっかり治療することで、糖尿病の症状が改善し、入院や薬の費用が抑えられたということを示しています。

「たかが歯周病」と甘く見てはいけません。歯周病は、糖尿病を悪化させるだけでなく、全身の健康を脅かします。毎日の歯磨きはもちろん、定期的な歯科検診で歯周病のチェックをすることは、糖尿病予防、そして糖尿病治療効果を上げるための第一歩と言えるでしょう。

【生活】サウナは糖尿病の予防・改善に効果

「サウナ」と聞くと、何を思い浮かべますか？　熱い、汗をかく、それとも、おじさんたちの憩いの場でしょうか。

サウナ効果はいま世界中で注目を集めています。特に、糖尿病の予防や改善に効果があるという研究結果が、近年相次いで発表されているのです。

2023年6月に発表された研究では、フィンランド式サウナと健康的なライフスタイルを組み合わせることで、2型糖尿病の発症リスクが最大で63％も低下することが示されました。これは、サウナがインスリン感受性を高め、血糖値をコントロールする効果があるためと考えられています。

また、週に4～7回サウナに入る男性は、週に1回以下の男性に比べて、2型糖尿病の発症リスクが66％も低いことを明かした研究もあります。

さらに、糖尿病の合併症の一つである神経障害は、高血糖によって神経が損傷することで起こりますが、サウナには血流を改善し神経の修復を促進する効果があると考えられています。

これを知って私も自宅の裏庭に物置のようなサウナハウスを作ってしまいました。肉体的にも精神的にも疲弊する日々の中で、熱いサウナで汗を流し、外の風で体を冷やす。たかだか15分程度のサウナ習慣ですが、短時間で心身をリセットし明日への活力を得ることができました。

サウナは、ただ汗を流すだけの場所ではありません。心身のリフレッシュ、健康増進、そして、自分と向き合うための貴重な時間。フィンランドでは、互いにリラックスして会話を楽しむ社交の場としても重要な役割を果たしています。サウナで「ととのう」体験をしてみてください。

もちろん、サウナは万能薬ではありません。持病がある方や高齢の方、特に糖尿病の方は、低血糖のリスクがあるため注意が必要です。

【運動】わずか2分のウォーキングでも意味がある

食後の血糖値は、糖尿病を早期に予防し、糖尿病の合併症、とくに心筋梗塞や脳卒中のリスクを回避するために大変重要な指標です。

糖尿病の方にとっては特に気になる食後高血糖ですが、実は、食後にちょっと体を動かすだけで血糖値の上昇を抑えられることがわかりました。

2022年に食後血糖値に及ぼす運動の効果を調べた研究では、興味深い結果が報告されています。食後2分から5分程度の軽いウォーキングが血糖値の上昇を和らげる効果があることが明らかになりました。

18歳以上の日常的に座りっぱなしの生活をしている健康な成人の食後2時間後の血糖値が、「軽いウォーキング」をすると14%、「立っている」で8%、「座っている」

で4%低下していました。血糖値が有意に下がった「軽いウォーキング」後には、インスリンの分泌量も増加していることがわかりました。

2021年のユニークな研究では、食後の超短時間運動の効果を証明しています。それは食後5分程度の「短いウォーキング(歩行運動)とブレイク(休憩)」の反復によって食後の血糖値の上昇を抑え、さらに3時間にわたる血糖値の動向を改善できることが示唆されています。

「たった数分の散歩で、そんな効果があるの?」と驚かれるかもしれませんが、たとえ軽運動でも繰り返すことで筋肉が糖をエネルギーとして消費しやすくなり、血糖値の上昇が抑えられると考えられています。食事の後、ほんの数分、家の周りを歩いたり、階段を上り下りしたりするだけでも効果が期待できるわけです。

【運動】ダイエット目的なら朝、血糖コントロールなら夕方に

「運動は体に良い」というのは誰もが知るところです。最近、これに加え、運動を行う時間帯によって運動効果は大きく左右される可能性が指摘されています。

この研究はマウスを用いた研究ですが、マウスを、活発に活動する時間帯（人間でいう夕方）に運動させる群と、休息する時間帯（人間でいう朝）に運動させる群の2群に分け比較したのです。すると運動する時間帯によって、筋肉や肝臓での代謝物質の増減パターンが大きく異なることが判明しました。

夕方に行った運動では、筋肉と肝臓の間で活発な情報伝達が起こり、エネルギー源として脂肪よりも糖が優先的に利用される傾向があり、逆に朝に行った運動では、脂肪が主なエネルギー源として利用されていました。

さらに、夕方に行った運動後には、血糖値や肝臓、筋肉の代謝に良好な変化をもたらすことがわかりました。インスリン作用の改善効果を認めたのです。

これらの結果は運動が、単にカロリーを消費するだけでなく、体内のさまざまな臓器や代謝に複雑に影響を及ぼしていることを示しています。それぞれの目的に合わせて運動の効果を最大限に引き出すよう「運動する時間帯」を工夫することがより効率的かもしれません。

ダイエット目的なら、脂肪燃焼効果が高い朝方の運動、血糖コントロール改善のためには夕方の運動が効果的かもしれません。

もちろん、この研究結果をそのまま人間に当てはめることはできませんが、2024年の、人を対象とした運動のタイミングとその効果を分析した報告もあります。3万人近くの肥満成人（平均年齢62・2歳）を約8年間追跡調査し、運動を1日の中で最も多く行う時間帯によって、「朝、午後、夕方」の3つの群に分類し、1日平均1回未満の運動しかしないグループと比較しました。その結果、夕方運動を行う群は、死亡率が61％低下、心血管病が36％低下、細小血管障害が24％低下していたのです。午後と朝の運動を行うグループも低下効果がありましたが、夕方の運動群には劣るものでした。どうせ運動するのなら夕方が好ましいのかもしれません。

運動は、ただ体を動かすだけでなく、体内時計や代謝システムにも影響を与える奥深いものです。研究結果を参考に、あなた自身の体と対話し、最適な運動の時間帯を見つけてみてください。

【運動】座っている時間をいかに減らすか、真剣に見直すとき

前出の論文では、座りっぱなしの生活に加えて、長時間デバイスやモニターに向か

っていたり騒音や粉塵にさらされていることも糖尿病のリスクを高めていると指摘しています。

具体的には、座っている時間が、1日10時間以上の人は、4時間未満の人に比べて糖尿病の発症リスクが82％も高いことがわかりました。

画面を見る時間が長いと体内リズムの反応が悪くなり、活動モードから休息モードへの切り替えがうまくいかず血糖値を下げるインスリンの働きが低下してしまうからです。また、騒音や粉塵は、ストレスホルモンであるコルチゾールの分泌を増加させ、これもまた血糖値を上昇させる原因になると考えられています。

患者さんに「座りがちな生活を改善して欲しい」とお願いすると、大抵の場合、「業務のほとんどが座業だし、こまめに休憩をとれば印象が悪くなるので難しい」と言い返されてしまいます。

現代の仕事環境が健康を蝕む事実は全世界が抱える問題です。国家レベルで労働環境を見直す時なのです。

私の日常も、ほとんど診察室に座っていますので座業の弊害は身に沁みています。ですから、ちょっとした隙間時間にトレーニング用のチューブを使用して胸や背中、腰のストレッチをしています。なんといっても、座っているとアップルウォッチに叱られるのですから、なんとしてでも立ち上がるようにしています。

まあ、それぞれ自分らしく体を動かす工夫をしましょう。1時間に1回、10分程度の休憩を挟んで、遠くの景色を見たり、軽いストレッチをしたりするだけでも、効果があります。

また、できるだけ空気清浄機を設置して、騒音や粉塵を軽減することも大切です。「たかが画面を見る時間、たかが騒音や粉塵」と侮ってはいけません。これらの小さなリスクが回復不能なものとなり、あなたの健康を脅かすのです。今日から、少しでも画面を見る時間を減らし、自分のいい時間にお散歩をしてみませんか。

第4章

血圧を気にする人の生活習慣

血圧は140以下であれば十分！　という最新論文

健康診断で「血圧が高いですねぇ」と指摘されるとドキッとしますね。たまたま高かっただけで、そのうちに下がるだろうと「高血圧」を放置していると、徐々に血管が傷んで、やがて心臓病や脳卒中を起こしかねません。アメリカや日本など多くの国では、血圧が130／80（㎜Hg）を超えると「高血圧」と診断されます。

しかし、健康な人なら「高血圧」と診断されても、薬に頼らなくても食事や運動など生活習慣の改善で、130／80までは血圧を下げられる可能性があります。

現在のガイドラインでは、130／80から139／89までの人には、他の心血管疾患などリスク因子のある人に限り、降圧剤の使用を推奨しています。

しかし著名な医学論文に掲載された最近のレビューでは、「血圧は140／90以下であれば十分で、それより低くする必要はない」と主張されています。その根拠となっているのが、「コクランレビュー」という信頼性の高い研究をまとめた論文です。

このレビューでは、血圧を140／90より低くしても体に良い影響があるという証拠は少なく、むしろ体に悪い影響を及ぼす可能性があると結論づけています。

血圧を下げすぎると、脳や心臓への血流が減少し、めまいやふらつき、意識消失などを引き起こすリスクが高まるのです。

糖尿病のあるアジア人を対象にした研究では、下の血圧（拡張期血圧）は70より下げるべきではない、上の血圧（収縮期血圧）は120より低くしないほうがいいだろう、と結論づけています。血圧は高すぎても低すぎてもリスクとなるのです。

大切なのは、どんな日常生活を送っているか、家族歴（本人や近親者の病歴）や既往症などないか、健康状態を総合的に考慮して、自分にとって適切な血圧を保つことです。血圧が高くて心配な方は、ぜひお医者さんに相談してみてください。一緒に、あなたのためのテーラーメイドの目標値を見つけましょう。

「血圧は下げるほどよい」という仮説は覆った！

ここからは少し専門的な話になります。

これまで「血圧は下げれば下げるほど健康によい」と、世の医師たちを洗脳していたのが「ＳＰＲＩＮＴ研究」という大規模な臨床研究です。
「収縮期血圧の目標値を１２０㎜Hg未満に設定した場合、心血管イベントのリスクが有意に低下する」というＳＰＲＩＮＴ研究の結果は、２０１５年に世界でもっとも権威ある医学雑誌「ニューイングランド・ジャーナル・オブ・メディシン」（ＮＥＪＭ）に彗星の如く登場し、世の医師たちにまたたくまに受け入れられました。ＳＰＲＩＮＴ研究を知らない医師はいないというほど、各専門学会でも「血圧は下げれば下げただけ体に良く、降圧剤は奨励されるもの」と喧伝引用され、医師はせっせと薬を使うようになりました。

私は、薬剤療法は最小限に抑えたい、薬を使いたくない派の医師です。この研究の成果には当初から疑問を持っていました。このため、「血圧を下げすぎるのは良くない」と主張する立場から、ＳＰＲＩＮＴ研究を批判的に見ていました。

今回のコクランレビューでは、ＳＰＲＩＮＴ研究に関する以下のような問題点を指摘しているのです。

一つ目は、研究の参加者と研究スタッフが、血圧を低くする群か通常の血圧にする群か、どちらのグループに割り当てられたかを知っているオープンラベル試験だったことがあげられます。そして、その結果として得られた血圧の差は、薬が1種類しか使われていないことを考えると非現実的であり、グループ間の平均的な差も大きすぎるため、バイアス（偏り）が強く示唆されると指摘しています。

・オープンラベル試験：参加者も研究スタッフも、誰がどの治療を受けているかを知っている研究のこと。
・バイアス：研究の結果に偏りが生じること。
・血圧の差：オープンラベル試験では、参加者も研究スタッフも自分がどのグループにいるかを知っているため、血圧の測定値に意図的または無意識的なバイアスがかかる可能性があります。
・非現実的な差：薬が1種類しか使われていないのに、グループ間の血圧の差が大きすぎる場合は、バイアスによって結果が歪められている可能性があります。

この指摘は、研究の信頼性に対する重大な疑問を投げかけています。

オープンラベル試験では、プラセボ効果や観察者バイアスなど、さまざまなバイアスが生じる可能性があります。そのため、客観的な結果を得るためには、二重盲検試験（参加者も研究スタッフも、誰がどの治療を受けているかを知らない）を行うことが重要です。この指摘を踏まえ、研究結果を解釈する際には、〝バイアスの可能性〟を考慮する必要があります。

二つ目は、不完全なアウトカムデータ（脱落バイアス）があることです。比較対象となった標準治療群のほうが追跡できなかった患者数がより多く、このなかに良好なアウトカムを示す人が多かった可能性が否定できません。これは、結果が得られなかった参加者（脱落者）がいることを示しています。

そして、標準治療群のほうが脱落者が多いため、結果に偏りが生じている可能性がある、という指摘です。

- 不完全なアウトカムデータ：すべての参加者から、最後まで結果が得られなかった状態。
- 脱落バイアス：脱落者に、特定の傾向（例えば、重症の患者や、治療効果がない患者）がある場合、結果に偏りが生じる。
- 標準治療群：新しい治療法と比較するために、従来の治療法を受けたグループ。

この研究では、標準治療群のほうが脱落者が多いということは、標準治療の効果が低い、あるいは副作用が強いなどの理由で、治療を継続できなかった患者が多かった可能性があります。もし、脱落者の中に良好なアウトカムを示す人が多かった場合、標準治療群の真の効果は、実際よりも低く見積もられている可能性があります。これは、〝新しい治療法の効果を過大評価してしまう〟ことにつながりかねません。この指摘は、研究結果を解釈する際に注意が必要であることを示唆しています。脱落バイアスの影響を最小限にするためには、「脱落理由を分析する、脱落者を考慮した統計解析を行う」などの工夫が必要です。

三つ目に、研究に使用する薬剤提供に協力した武田薬品工業とアーバー・ファーマシューティカルズが研究に関わっており、「薬剤の有効性や安全性を証明したい」といった意向が反映されてしまうと思われても仕方ありません。だからこそ盲検性の厳格な維持が必要だったのです。

四つ目は、結果の有益性が明らかになった段階で早期に研究が終了したことです。信頼性の高い安定した結果を得るためには、長期間の観察は欠かせません。長期縦断的コホート研究（同じような社会経験をした人々のグループの長期的研究）は生命リスクを確かめるために大変重要なのです。

五つ目は、一般に診察室で使用される測定方法と比較して、低い値を示す血圧測定方法が用いられました。血圧データそのものが低い値に誘導された可能性が指摘されています。

六つ目に、割り付けの隠蔽（選択バイアスを排除するために対象者をランダムに割り付ける方法など）について明らかにされていません。これでは介入以外のすべての要因について均一化されているかどうか担保されていない研究と評価されても仕方ありません。

こうした問題点を深く掘っていくと、ＮＥＪＭという権威ある雑誌になぜこの論文が採択されたのか疑問をもたざるをえません。少なくとも、高血圧治療のガイドラインにＳＰＲＩＮＴ研究の結果を用いるのは不自然だと思います。

研究が公になった当時は多くの方が疑問を抱いておりましたが、最近になって「血圧を下げすぎるな」という風潮が広がってきたことに、以前から拙著にて指摘していた私は溜飲が下がる思いです。

高血圧治療の目標値は、個々の患者の年齢、併存疾患、リスク因子などを考慮して、総合的に判断することが肝要です。

私は、血圧コントロールはおおよそ１４０／90でいいと思っているところです。

①高血圧発症を左右するのは握力と歩行速度!?

「握力と歩行速度」、これら二つの身体能力が高血圧のリスクと深く関わっていることをご存知でしょうか。イギリスで行われた大規模な調査で、その意外な関係が明らかになりました。

イギリスに住む21万4000人以上を対象に約12年に及ぶ追跡調査を行った結果、握力が強い人ほど、また歩く速度が速い人ほど、高血圧になるリスクが低いことが浮き彫りとなりました。

握力が最も強いグループは、最も弱いグループと比べて高血圧リスクが28%減、2番目に強いグループでは高血圧リスクが20%減、3番目に強いグループでは26%減、という結果でした。

一方、歩行速度については、速いグループでは遅いグループと比べて、57%も高血圧リスクが低下、平均的な速度のグループでも52%減となったのです。

さらに、この研究によって、握力と歩行速度の両方が高い人は、高血圧のリスクが最も低くなり、両方が低い人に比べて64％もリスクが低下していたのです。

また、イギリスの約40万人を対象にした歩行速度と主要な心血管イベント（心筋梗塞、脳卒中、心不全など）の発症率および全死亡率との関連を調べた別の大規模調査では、歩行速度が速い人ほど、これらのリスクが低いことがわかりました。特に、歩行速度が時速6・4km以上（早歩きのレベル）の人は、4・8km未満の最も遅いグループと比べて、主要な心血管イベントの発症リスクが34％、全死亡率のリスクが24％低いという結果となっています。

遺伝的な要因については多くの人が認識しづらいと思いますが、「握力」や「歩行速度」は、誰にでも理解しやすく、気を付けることができます。日頃から運動不足ぎみだと感じている人は、意識して早歩きをしたり、カバンにハンドグリップを忍ばせて、思いついたら握力アップを図りましょう！

②効用ある昼寝も、高血圧患者は要注意

スペインの文化「シエスタ（昼食後の昼寝）」を真似て、最近はＮＡＳＡやGoogle

といった大企業や国内企業でもシエスタOKとするところもあり、昼休憩のあり方が多様化しています。確かに、勤務の合間にちょっとお昼寝ができたら、気怠(けだる)い午後の作業効率も、仕事へのモチベーションも高まるかもしれません。

その一方で、「昼寝」が心臓病のリスクを高める可能性がある、という研究結果が最近報告されたのをご存じですか?

これまでにも昼寝と心血管疾患の関係は研究されてきましたが、因果関係は明らかにされていませんでした。しかし2024年、フィンランドの研究チームは、遺伝子解析を用いて研究した結果、昼寝の習慣のある人は「心不全、高血圧、心房細動、不整脈、冠動脈アテローム性動脈硬化症」といった5つの心臓病のリスクが高いことを明らかにしました。昼寝をする人の心不全のリスクは、昼寝をしない人の1・71倍、また高血圧のリスクは1・51倍になるという結果でした。

同様に中国で行われた研究では、1万1000人以上の高血圧患者を対象に、昼寝の時間と脳卒中の関係を調べたところ、30分以上の昼寝は脳卒中リスクを高めることがわかりました。さらに60分以上の昼寝では脳卒中リスクは37%も上昇しました。興味深いことに、この相関関係は脳出血ではなく、脳梗塞で特に顕著に認められました。

これらの最新研究を見ていくと、昼寝は必ずしも健康に良いわけではなさそうです。その理由の一つに、昼寝が睡眠リズムに誤作動を起こし、炎症を引き起こしてしまうことが指摘されています。高血圧の方や心臓病のリスクが高い方は、特に、昼寝の時間や頻度に注意しましょう。

昼寝以外にも心臓病のリスクを高める要因はたくさんありますが、アメリカを代表する医療機関であるメイヨー・クリニックでは、昼寝は誰にでも効果的だとはいえないこと、睡眠障害の方はさらに夜間の睡眠の質を落とす可能性があること、もし昼寝をするとしても10分から20分までにとどめ、静かな安らげる環境で行うよう推奨しています。

昼休憩の健康的な気分転換方法についてはあらためて考えたいところです。

③頭の上下動が高血圧を改善させる
――運動のメカニズムに迫る大発見

心身の健康に及ぼす運動の効果や運動処方については、2000年以上も前の古代からその記述が存在し、近年に至るまであらゆる研究がなされてきました。ヒポクラテス学派の学者たちは、人間の健康は食事と運動のバランスによって決まると主張していましたし、アリストテレスは、医学と体操は人間の幸福やバランスのとれた生活を促進する、と議論していました。間違いなく運動は体にいいのでしょうが、いったい運動の何が効くのでしょう。

最近、運動による降圧効果に関して、運動で生じる振動つまり、頭部を上下に動かすだけで運動による降圧効果が得られるのではと、国立リハビリテーションセンターの澤田泰宏臨床研究開発部長らの研究チームが検証し、見事に実証されました。

澤田先生たちは、高血圧を自然発症するようにしたラットを使い、頭部を毎秒２回上下に動かす実験を行った結果、脳内の間質液が動き、細胞に物理的な刺激が加わり、２〜３週間後には血圧が低下したのです。

さらに、この効果は人間にも当てはまることがわかりました。

軽いジョギングや速歩き程度の運動でも、足の着地時に頭部に１Ｇ（ジー）の衝撃が加わり（自分の体重と同じ力）、脳内間質液が動きます。そこで、座面が上下に動く特殊な椅子に座る実験（１日30分、週３日を１か月間）を行ったところ、高血圧の改善と交感神経活動の抑制が認められました。

面白いのは、この効果は椅子に乗るのをやめた約1か月後にも持続していたことです。頭部の上下動による長期的な降圧効果が望めるかもしれません。

澤田先生は、血圧を改善する運動のメカニズムを解明し、高血圧の予防・治療に新たな可能性を示しました。

最近の統計では、世界中で12億8000万の人々が高血圧症にかかり、その半分は治療を受けていないと考えられています。医療経済を圧迫する薬剤の使用に頼らない新規の治療方法として、グローバルヘルス実現の福音になるかもしれません。

素晴らしいのは、運動が苦手な方でも、障害を持った方でも、上下動する椅子に座って頭部に振動を加えれば、健康寿命延伸を実現できるかもしれないことです。

この振動は、時速7㎞のジョギング時にみられる頭の揺れだそうです。私も実際、実験を行った椅子に乗ってみましたが数分で眠ってしまいました。睡眠学習ならぬ睡眠運動……。昼のシエスタもこの椅子に座って過ごせば、質の高い休憩になるかもしれませんね。

④「座りすぎライフスタイル」は高血圧の宿敵

「健康寿命を延ばす」という命題を解決するため、さまざまな取り組みが行われています。高血圧の発症には、座りっぱなしの生活習慣が大きく影響していることが最近のイギリスの大規模調査でも明らかにされています。

この研究では、20万人以上のデータを分析し、約12年の追跡期間中に約1万4000人に高血圧が発症しました。その結果、「テレビ視聴時間と高血圧の発症リスクには比例関係がある」ことが判明したのです。つまり、テレビを見る時間が長いほど高血圧のリスクが上昇するのです。

一方、パソコン作業や車の運転といった座りっぱなしの動作でも、手を使う動作が含まれるものは、短時間ならばむしろ高血圧のリスクを減らす、という興味深い結果が示されました。しかし、それでもコンピューター使用時間と運転時間が1日30分を超えれば高血圧リスクは高まるというものでした。

発症に及ぼす遺伝的な要因は無視できませんが、研究では遺伝的に高血圧になりやすい人でも、座りっぱなしの時間を減らすことで、リスクを軽減できる可能性が示されています。テレビやパソコン画面から目を離さない生活、デスクワーク中心の生活、長時間の運転。最近では、手を動かすどころか「声」がスイッチ替わりになるといった「座りっぱなしでなんでもできる生活環境」となっています。いよいよ意識的に体を動かさなければなりません。

北海道・北見の我が家には、時々エゾリスがやってきます。見ていると、まあ、とにかく忙しい、忙しい。せっせ、せっせと餌を運んでは、冬に備えて、見つけた餌を埋めて、また埋めてを繰り返しています。高血圧とは無縁の引き締まった体とジャンプ力には目を奪われてしまいます。人もまた、便利さと引き換えに健康を失うことのないよう、自分の意思で自分の体を動かすメリハリのある生活を心がけたいものです。

⑤睡眠不足も寝すぎもダメ？ 体内時計と血圧の密接な関係

「睡眠は健康のバロメーター」というように心身の健康と密接な関係がある睡眠。糖尿病のところでも紹介しましたが、これまで、いかに睡眠が健康に影響を及ぼすか明らかにされてきました。血圧と睡眠との関係の研究もあります。

2023年11月、35万人を対象としたイギリスの大規模調査「UKバイオバンク」のデータを解析し、「睡眠時間は短すぎても、長すぎても、血圧に悪影響を及ぼす」という画期的な結果が発表されました。同時に、睡眠時間や睡眠の質、夜勤の有無と、血圧の関係を分析しています。

その結果、平均睡眠時間が7時間の人がもっとも血圧が低く、睡眠時間が6時間未満でも、9時間以上でも、7時間の人と比べて血圧が高くなる傾向が示されました。さらに、睡眠の質が悪い人や日常的に夜間業務を行っている人も、血圧が高い傾向にありました。

これらの結果は、年齢や肥満といった他の要因に左右されるものではなく、若くて健康な人でも、睡眠不足や連続的な夜間業務によって、高血圧のリスクが高まる可能性が示されたのです。

研究チームは、睡眠時間や睡眠の質、夜勤といった「サーカディアンリズムを乱す行動」が血圧に直接影響を及ぼしている可能性があると示唆しています。

スマートフォンが普及し、私たちは便利な生活を手に入れました。いつでもどこでも必要な情報にアクセスでき、友人や家族とのコミュニケーションも簡単になりました。その一方で、スマホの見過ぎによる視覚への負担は増大しています。寝る直前までスマホを眺め、「ブルーライト」を浴びると、睡眠を促すホルモンであるメラトニンの分泌が抑制されて睡眠の質は低下してしまいます。（129ページを参照）

私は日常診療でも、睡眠に問題を抱える子どもたちが増えているのを目の当たりにして、「便利さ」の陰で失いつつある心身の健康のことを、危惧せざるを得ません。寝る前のスマホチェックは最低限にする、またブルーライトカットモードに設定するなど、積極的に対策を練りましょう。「睡眠に勝る良薬なし」です。

⑥高血圧患者の運動は、「過ぎたるは及ばざるが如し」

「健康寿命を延ばすために運動しましょう」といったスローガンをよく耳にしますが、高血圧の方の場合、どの程度の運動が適切なのか、明らかな解答は出ていません。

一つの指針が、2023年にイギリスの高血圧の患者約5万人を対象にした大規模な調査で、興味深い知見が得られています。

その調査は、リストバンド型の活動量計を着け、運動の種類や強度、時間を計測し、「活動量と心血管疾患や死亡のリスクとの関係」について7年間追跡調査したものです。

その結果、最も活動が少ないグループと比較すると、中強度の身体活動を週に150分から300分以上行うことは、全死因死亡リスクを34％から54％減少させ、重大な有害心血管イベントのリスクを23％から41％減少させました。しかし、高強度身体活動を週に75分から150分以上行うことは、さらなる利点が少なく、心血管のメリットを弱める結果になりました。

軽い運動や激しい運動をした人もある程度のリスク低減効果を認めましたが、中程度の運動が最も効果的で、運動時間をそれ以上増やしても効果は頭打ち。

中強度の運動とは、少し汗ばみ、息が弾む程度の運動のこと。具体的には、早歩き、軽いジョギング、サイクリング、水泳、ダンスなどが挙げられます。その目安は、「歩きながらおしゃべりはできるけれど、歌は歌えない」くらいの強度が良いでしょう。中強度の運動は、激しい運動に比べて体への負担が少なく、継続しやすいのが特徴です。

一方、特に激しい運動を週に75分から150分以上行うと、心血管疾患の予防効果が弱まる可能性さえ示唆されています。

※高強度の運動（激しい運動）は、心拍数を大きく上げ、身体に大きな負荷をかける運動を指します。このタイプの運動は、通常、以下のような定義や基準で特徴づけられます。

1．心拍数：最大心拍数の70〜90％に達すること。これは、運動中に話すことが難しくなる程度の強度です。

2．運動の強度：エネルギー消費が高く、短時間で行われる運動（例：スプリント、ウェイトトレーニング、高強度インターバルトレーニング［HIIT］）が該当します。

無理なく続けられる中強度の運動を、生活習慣に取り入れてみませんか？　通勤時なら乗り換え距離を厭（いと）わないで、エスカレーターではなく階段を使う。出かける時は、サンダルではなく運動靴を履いて、「時々早歩き」をしたり、夕焼けが見られるところまで腕を振って歩く。そんな、ほんのちょっとした心がけで運動の機会が自然と増えていくでしょう。中強度の運動を習慣化すれば、血圧コントロールにも光が見出せ

るかもしれません。継続は力なり、ですね。

外来で高血圧の患者さんに運動の話をすると、なかには「動くと怖いべさ（疲れる、だるい、しんどいの北海道弁）」と消極的な方もいらっしゃいます。そんな時「運動じゃなくていいですよ。活動量を増やしましょう」とお願いしています。

したいことをする、行きたいところに行く、会いたい人に会いに行く。そんな心づもりでいつの間にか、早歩きになっているかもしれませんよ！

⑦スマホの長時間通話が高血圧リスクを上げる？

スマートフォン（携帯電話）での通話時間が長い人ほど、高血圧になるリスクが高いという驚くべき研究結果が発表されました。イギリス在住の約21万人を12年間追跡調査をした結果、携帯電話で通話をする習慣がない人に比べて、通話をする習慣のある人の高血圧の発症リスクは、約7％も高いことが明らかにされたのです。

このリスクは通話時間が長いとさらに上昇し、週に30分から59分通話する人は8％、1時間から3時間の人は13％、4時間から6時間の人は16％、そして6時間以上通話する人は25％も高血圧になるリスクが上昇していました。高血圧になりやすい遺伝的体質を持つ人では、そのリスクはさらに高まることもわかりました。

電話はコミュニケーションツールとして欠かせないものですが、長時間の通話は控え、メッセージなどと使い分ける工夫をすることも大切なのかもしれませんね。

⑧サ活は心肺機能、血圧、コレステロール値まで改善

このところ、サウナがずいぶん流行っています。サ活（サウナ活動のこと）という言葉もようやく耳なれてきました。前章の糖尿病に関してもサウナはいい効果がありますし、運動と組み合わることで高血圧治療にも有効だという報告があります。

これまでも、定期的な運動やサウナ入浴が心血管機能を改善することがわかっていましたが、これは心血管病のある方を対象に極めて短期間でのサウナ効果を評価した研究に基づいたものです。

実は、一般の健康な方を対象とした運動とサウナを組み合わせた場合の心血管機能への効果は明らかにされていませんでした。そこで、多群無作為化比較試験という厳

格な手法を用いて、運動とサウナ入浴の両方を行ったグループと、運動だけ行ったグループを比較する研究が行われました。

平均年齢49歳、身体活動レベルが低く、座りがちな生活をしていて、1つ以上の心血管疾患リスク因子を有する一般人47人が対象となりました。実験期間は8週間で参加者は「定期的な運動（15分間）後にサウナ入浴」のグループと、「定期的な運動のみ」のグループ、そして、「比較対象」の3グループに無作為に割り当てられました。

その結果、運動だけのグループは、なにもしない人たちと比べて心肺機能と体脂肪量の改善が見られました。血圧に関しては変化はありませんでした。一方、運動とサウナを両方行ったグループは、運動だけのグループと比較して、心肺機能の改善、収縮期血圧（上の血圧）の8㎜Hgの低下、さらに、総コレステロール値の低下を示しました。

心血管疾患リスク因子のある座りがちな生活をしている中年の人でも、定期的な運動をすれば心肺機能と体組成を改善させることができ、そして、さらにサウナ入浴を組み合わせた場合、心肺機能、収縮期血圧、総コレステロール値まで大幅な改善効果を得ることができたのです。

サウナ入浴は、心肺機能を改善し、収縮期血圧を低下させる、運動を補完するユニークなライフスタイルツールになるでしょう。

運動の効果を一段と高めてくれる、隠れた力を持っているサウナ入浴。サウナに入ると体が温まって血管が緩むわけですから、血圧が下がるのも納得がいくところです。なんといってもリラックス効果でストレス解消。心身ともに健康になれるというわけです。

さらに、長期間にわたってサウナ入浴の効果を調査した研究があります。42歳から60歳の一般白人男性1621人を対象とした虚血性心疾患（ＫＩＨＤ）コホート研究では、週4～7回の定期的なサウナセッションを行うことで、約25年という長期の追跡調査期間中に高血圧を発症するリスクが47％も減少することが明らかにされました。飲酒量、社会経済的要因、心肺機能レベルなどの既知の危険因子やその他の交絡因子によるバイアスもありませんでした。

さあ、サウナに出かけましょう！

⑨炭水化物は摂ったほうがいい

ダイエットに効果があると「糖質制限」が一世を風靡しました。糖質制限をすることで体重減少や血糖値低下が期待されますが、一方で、血圧が上がってしまう可能性が危惧されていました。

しかし2023年、ヨーロッパのゲノムワイド関連解析（GWAS）を用いて、炭水化物摂取量と高血圧の間の因果関係を検討し、肥満体質がどのように心理的幸福感に影響を及ぼしているのか評価されました。その結果、炭水化物摂取の増加に伴って、高血圧のリスクは71％低下することがわかりました。

炭水化物の摂取によって心理的幸福感は増し、糖質制限の考え方とは逆に肥満は抑制され、その結果、高血圧リスクが下がることもわかったのです。

白いご飯、焼きたてのパン、茹でたてのパスタなど、炭水化物の魅力は味覚だけにとどまりません。私たちの食卓に欠かせない炭水化物は、近年、あなたの心を満たし精神的な安定をもたらすことが報告されているのです。

炭水化物の摂取はセロトニンの分泌を促進させ、幸福感やリラックス効果をもたらします。ストレスに曝露された現代人にとって、炭水化物は疲れた心と体を癒やす、まさに甘美かつ手に入れやすい改善法にもなっているのです。

もちろん、過ぎたるは及ばざるが如し。栄養バランスや運動量を考慮して摂取することは大切です。料理に一手間を加え、自由自在に変化する炭水化物を上手に摂取することは、人生を豊かにするはずです。

一方的に「糖質制限」などせず、日常の食生活の中で、炭水化物の持つ魅力を再発見し、心豊かな生活で、血圧低下、肥満の回避まで達成させてしまいましょう。

⑩食塩をやめて代替塩にする効果

料理には欠かせない食塩ですが、その一方で、塩の摂り過ぎは高血圧や心臓病、脳卒中などの発症リスクを高めることがよく知られています。そのため、薄味の料理にして、減塩するよう厳しく栄養指導されるわけです。

そこで注目されているのが、塩の代わりに使用する「代替塩」です。代替塩は、通常の塩よりも含まれているナトリウム量が少なく、カリウムの量が多いのが特徴です。カリウムは体内のナトリウムを排出し、血圧を下げる効果があるので、高血圧や心臓病、脳卒中などの病気のリスクを減らす効果が期待されるというわけです。

この代替塩の歴史は古く、19世紀初頭には心臓病患者に対して塩化ナトリウムの摂取を制限し塩化カリウムの利用が推奨されていました。１９７０年代になって、高血圧とナトリウムの関係が広く認識され、代替塩が開発されましたが、味が悪く不人気で広まることがなかったのです。

その後、食品加工技術の進歩によって食塩に近い味を持つ製品が出回るようになっています。

世界保健機関（ＷＨＯ）も高血圧予防の有効な手段として代替塩を推奨しています。ハムやソーセージ、冷凍食品やお惣菜など加工食品がますます食される時代ですが、加工食品には思っている以上に塩分が含まれていることもあります。そこで、自分で料理するときなどに手軽にナトリウム摂取量を減らせる方法としても代替塩は注目されているのです。

さて、脳卒中の既往歴のある方、もしくは60歳以上の高血圧の方、２万人を対象とした調査で、代替塩を使った人は、通常の食塩を使った人よりも脳卒中や心臓病、そして死亡リスクが低いことがわかりました。約5年間の脳卒中発生率が、食塩と比較して、代替塩の方が14%低く、心血管イベントと死亡率も同様に低下しました。一方、血液中のカリウム濃度が高くなってしまう高カリウム血症が重症化する例は、代替塩と食塩で差はありませんでした。

つまり、代替塩には血圧を下げる効果（収縮期血圧は5年で平均3・3㎜Hg低下）があり、病気のリスクを減らすことが期待できるのです。

高血圧や心臓病、脳卒中が心配な方は、ぜひ代替塩を試してみてはいかがでしょうか?

ただし、代替塩は通常の塩よりも味が薄いため、最初は少し物足りなく感じるかもしれません。でも、慣れてくると、代替塩のほうが美味しく感じるようになる人も多いようです。

⑪カロナールは要注意

高血圧の方には必見の情報です。高血圧症と診断された方がアセトアミノフェンを定期的に使用すると、血圧がさらに上昇してしまう、という報告が2022年に発表されました。

解熱、鎮痛効果のあるアセトアミノフェン（「カロナール」）は、病院で処方される他、「タイレノール」や「ノーシン」といった名前でドラッグストアなどでも販売されています。新型コロナウイルス陽性となった方が解熱のために飲んだり、風邪や頭痛、生理痛などで服用されている比較的安全な薬ですが、用法・用量を守って服用しなければなりません。

高血圧症の方、そしてお酒をよく飲む人や、肝臓が悪い人は要注意です。

さて、前述の研究では、1日4gの定期的なアセトアミノフェンの使用は高血圧患者の収縮期血圧を約5㎜Hgも上げてしまうことがわかりました。これは心血管リスクを増大させるレベルの上昇です。また別の研究でも1日3gの使用で、血圧が上昇する懸念があると報告されています。

高血圧の方は、アセトアミノフェンを定期的に飲むのは控えるか容量を考慮したほうが良さそうです。使用時は医師に相談して、量や飲み方を調整してもらってください。

⑫高血圧が原因でフレイルになる

「フレイル」という言葉を聞いたことがありますか。最近はいろいろなところで言われているので、もうご存知かも知れません。「フレイル」とは、加齢に伴い、筋力や心身の活力が低下し、健康とは言えないが介護が必要なほど弱ってもいない「中間の段階」を指しています。「虚弱」と訳されることもあります。

フレイルを発症させない、悪化させないことは、高齢の方を介護が必要な状態にしないという観点からも老年医学ではとても大切な課題となっています。

このため、フレイルは高血圧とも密接な関係があるのではないかと、2024年にイギリスとスウェーデンの研究チームが、100万人以上を対象に大規模な調査を行います。

調査には、血圧に関する2つの大規模なゲノムワイド関連解析（GWAS）である、CHARGEコンソーシアム（約81万人対象）と、ICBPコンソーシアム（約76万人対象）の結果が利用されました。

またフレイル指数に関するデータは、UKバイオバンクとスウェーデンのゲノムデータ（約17万5000人）を基に解析されました。これらの結果、収縮期血圧の上昇、拡張期血圧の上昇、脈圧の上昇は、いずれもフレイル指数の上昇と密接に関係し、同様の結果は、ICBPのデータセットでも確認されました。

カタカナやローマ字が多過ぎて、わかりづらいと思いますが、要は、遺伝子情報をもとに血圧とフレイルの関係を詳しく調べたら、血圧が高い人ほど、フレイルになりやすいことがわかったのです。それも単なる「関係がある」というレベルではなく、「血圧が高いことが原因で、フレイルになる」という因果関係が証明されたのです。

一方で、フレイルだから血圧が高くなるかは、今回の研究では証明されませんでした。

つまり、血圧を下げることがフレイル予防につながるかもしれないのです。団塊の世代が75歳の後期高齢者になる２０２５年、ひとりでも多くの方を介護状態にさせないようにすることは、もはや最優先課題です。セルフケア可能な血圧管理を、意識高めで取り組みましょう。

第５章

迫り来る認知症の波、
私たちにできることは？

2025年、65歳以上の5人に1人が認知症

高齢になった家族がいつもと様子が違うと感じたことはありませんか。同じ話題を何度も繰り返し話す。今、何をしようとしていたのか忘れてしまった。今日が何日なのか、今いる場所がどこなのか、わからなくなってしまう。道に迷ってしまう。ちょっとしたことで怒鳴り出したりする……。

それは、もしかしたら、認知症の初期症状かもしれません。

厚生労働省の統計では、団塊の世代が75歳以上となる2025年には、65歳以上の高齢者の約5人に1人、約700万人が認知症を患うと推計されています。孤独死、ゴミ屋敷、徘徊、高齢者を狙った悪質商法の被害、そして高齢者虐待、介護殺人など高齢者に関わる問題は膨らむ一方です。人間の尊厳に関わる認知症を取り巻く問題は、到底個人で解決できるものではなく、社会全体が取り組まなければならない課題ですが、まだ十分とはいえません。

認知症の特効薬はまだ見つかっていません。最近話題の新薬「レカネマブ」「ドナ

ネマブ」がありますが、まだまだ特効薬というには早いようです。アルツハイマー病治療薬のレカネマブとドナネマブは、アミロイドβ（ベータ）という脳内の異常なタンパク質に作用することで、病気の進行を遅らせる効果が期待されています。

しかし、現時点では、〝「特効薬」と呼ぶにはまだ早い〟と考えられています。その理由は下記のようになります。

1．効果の程度

臨床試験では、認知機能の低下を〝約30％遅らせる効果〟が認められました。

これは、〝症状の進行を7・5か月遅らせる〟ことに相当します。

確かに効果はありますが、〝病気を完全に治したり、進行を止めたりすることはできません〟。

2．副作用

ＡＲＩＡ（アミロイド関連画像異常）と呼ばれる副作用が、〝10〜20％の患者さん〟に起こることがあります。

ＡＲＩＡは、脳の腫れや微小出血などを指し、〝頭痛や意識障害〟などを引き起こす可能性があります。

3．対象患者

軽度認知障害（ＭＣＩ）または軽度アルツハイマー病の患者さんが対象です。

すでに病気が進行した患者さんには、効果が期待できません。

4．費用

〝高額な薬剤〟であるため、すべての人が利用できるわけではありません。

保険適用はされていますが、それでも〝患者さんの経済的負担は大きい〟です。

5．長期的な効果

〝長期的な効果や安全性〟については、まだ十分に解明されていません。

［今後の展望］

レカネマブとドナネマブは、アルツハイマー病治療において〝大きな進歩〟であり、今後の〝治療薬開発〟に〝新たな方向性〟を示したと言えるでしょう。

しかし、「特効薬」と呼ぶには、まだ多くの課題が残されています。

〝効果の向上〟〝副作用の軽減〟〝対象患者の拡大〟〝費用の削減〟など、今後の研究開発に期待が寄せられています。

生活習慣を見直すことで認知症リスクを下げられる

それでもさまざまな調査から、生活習慣を見直すことによって認知症の発症リスクを下げたり、進行を遅らせたりすることは可能だということがわかってきました。

生活習慣の基盤となる生活リズムの安定化は自律神経を健康的に制御することに大変役立ちます。「栄養」「運動」「休養」の重要性は、もう皆様もご存知でしょう。最近ではこれらに加えて「人（地域）とのつながり」が注目されています。孤食を避けることでバランスのいい栄養が摂りやすくなるし、スポーツや趣味の集まりなどに参加することで、体のみならず心の健康も手に入れることができるのです。

「認知予備能力」という概念も広まってきました。人間は、普段から脳を積極的に使うことで認知機能の低下を防ぐことができます、いわば、脳の免疫力を高めるようなものでしょう。幼少期からの教育歴、あらゆる経験、ＩＴなどの新しい技術、読書や楽器演奏、新しい趣味による刺激のほか、前述したように友人や家族と会話を楽しんだり、地域活動に参加するような「社会とのつながり」を大切にすることも、また認知機能の低下を防ぐことのできる要素です。

一人でいるほうがストレスが少ないと思われる方もいらっしゃいますが、ストレスがまったくないことも認知症をむしろ悪化させます。ストレスを乗り越え、逆境から逃れるための集中力、記憶力、注意力、そして問題解決能力などの「叡智」と、それを獲得した時の高いレベルの喜びが人類を発展させてきたとも言えるのですから。

人生100年時代、激動の昭和生まれの心意気で、互いに知恵を出し合って未来を塗り替えていこうではないですか。健康寿命を伸ばし「高齢者に特化した、生産性を上げるためのAIを駆使した技術開発」こそ、ものづくり王国日本を支えた超高齢化社会のメンバーの誇りとなるのではないでしょうか。

①速く歩くほど認知症リスク減
――中年の人も注目!

健康寿命を延ばしたい方には朗報です。歩く速度が速い人ほど、認知症になるリスクが低いという結果がイギリスから発表されました。

イギリス在住の約50万人を対象に、12年もの歳月をかけて行われた追跡調査から、歩く速度が「平均」あるいは「速い」人は、「遅い」人に比べて、認知症の発症リスクが大幅に低くなることが明らかとなったのです。認知症発症リスクは、平均的な速度の人で39％、速い人で41％も低下していました。

また、握力との組み合わせで解析した結果、「歩く速度が速く、かつ握力も強い人」は認知症リスクが最も低く、「歩く速度が遅く、握力も弱い人」に比べるとそのリスクは半分以下に抑えられていました。

さらに遺伝子レベルの解析から、若年層や認知症リスクが高い遺伝子変異を持たないか少ない人では、速歩の効果はより顕著となっていました。58歳未満で歩く速度が速い人は認知症リスクが73％も低下していました。

「速く歩く」と意識して実行するだけで、認知症予防をもたらすのですから、日常の心がけでたった今から変えられます。日々の小さな行動の変化が、将来の健康に大きな違いをもたらすことになるでしょう。

私は、毎朝、北見生まれの北海道犬と、大雪山をはるか向こうに背負う広大な大地を眺め、透明な空気を楽しみながら5㎞の距離を、時速7㎞で歩いています。研究で示された58歳はもう超えていますが、さあ、どれほど効果があるでしょう。

認知症予防には、さまざまな要素が関わっていますが、速く歩く、そして握力を鍛える。できれば、元気なうちから、誰もが積極的に体を動かす習慣を身につけることが認知症予防への第一歩となります。このことを改めて証明したイギリスの大規模研究を、とても気に入っています。

②うつ病と認知症は隣り合わせ 最高の解決策は「運動」

うつ病は、誰でもかかるという意味から「心の風邪」とも呼ばれます。風邪レベルなら数日寝ていればなんとかなるでしょう。しかし、うつ病は深刻化すれば命を落としかねないリスクの高い精神障害です。

うつ病の主な症状では、憂うつ感、意欲の低下、感情コントロールが難しくなる、否定的な見方をしがちになる、といった精神的な症状が注目されがちです。それだけでなく、実は最近の研究で、うつ病に罹(かか)ると、将来の認知症リスクを52%も高めることが明らかになりました。つまり、うつ病は心の病にとどまらず、脳の機能にも深刻な影響を及ぼすことを示しているのです。

しかし、希望もあります。2024年に、うつ病治療には「運動」が、薬物療法や心理療法よりも効果的である可能性が明らかにされました。

多くの方が実感しているでしょうが、運動をしていると、一時的にでもネガティブな気持ちから距離をおくことができます。さらに運動を続ければ満足感や達成感を得ることができますし、リラックス効果もあるといわれています。驚いたことに、こうした精神への作用に加えて、運動は脳の神経細胞を増加させ、認知機能を向上させる効果も期待できるというのです。また運動の負荷や強度を徐々に上げていく「漸増性の原則」に則って運動をすることで、より効果的にうつ病をコントロールできる可能性もあるようです。

運動は、うつ病の進行を予防したり改善するだけでなく、うつ病から派生する認知症の発症リスクも軽減してくれる、まさに「一石二鳥」の対策と言えるでしょう。

「でも、運動なんて億劫……」という声が聞こえてきそうですが、「運動」は体育館やスポーツジム、グラウンドでやるものばかりではありません。「運動＝日常で体を動かすこと」と考えていただければいいのです。朝のラジオ体操、駅の階段の上り下り、お掃除、布団の上げ下げや模様替え、お散歩など、自分に合った運動を見つけて、無理なく継続することが重要です。

ある老婦人はご主人を亡くされた後、ずいぶん落ち込んでおられました。その後、元気になった様子を見て何をしているのですかと伺うと、2日にいっぺんのお風呂のあと、風呂の水をペットボトルに入れて、庭の花の水遣りのために一つずつ丁寧に運んでおられるということでした。ほどよい筋トレもまたうつ病に効果があるようです。何事も、少しずつが基本ですがね！

うつ病は決して「心の弱さ」から罹るものではありません。それぞれ、そのきっかけは多様で表現しうるものでもありません。もし、そんな方が近くにいたら、「頑張れ」と言うよりも、隣に寄り添って一緒に歩くだけでもずいぶんいいのですよ。それだけでお互いに認知症予防になるのですから、うってつけですね。

「心の健康」と「体の健康」は密接に繋がっています。運動を通じて、心も体も健康な毎日を送りましょう。

③若年性糖尿病は、認知症のリスクを倍増させる？

世界有数の長寿国日本、まさに人生100年時代を迎えるなか、2024年、第5次国民健康づくり「健康日本21（第3次）」が開始され、「誰一人取り残さない健康づくり」「より実効性をもつ取り組みの推進」のスローガンのもと、1350万人と推測される糖尿病有病者の増加の抑制を目標に国をあげて対策を講じている真っ最中です。

検診などで高血糖を指摘され「糖尿病は怖い病気」と耳打ちされ、冷や汗をかいた方も多いでしょう。残念ながらその恐怖は、血糖値のコントロールの難しさだけにとどまらないようです。

イギリスで1万人あまりを30年かけて追跡調査したところ、若い頃に糖尿病を発症した人は、将来の認知症の発症リスクが大幅に高くなるという衝撃的な結果が報告されました。この研究では、70歳の時に糖尿病を患っている人は、そうでない人に比べて認知症の発症率が明らかに高いことが示されました。

また、糖尿病の発症が70歳より5年早まるごとに、認知症リスクは24%も上昇し、60歳以下で糖尿病を発症した人は、認知症のリスクは2倍以上と増大していたのです。

言い換えれば、早期の糖尿病の発症は脳の健康にも深刻な影響を与え、認知症の時限爆弾を抱えることになるのです。

私は、食生活の欧米化、コロナ禍での外出制限、急速に進んだデジタル化の浸透によって、運動不足に陥りやすくなった若年層に、糖尿病発症の危機が迫っているのを目の当たりにしています。それは、かれこれ20年ほど行っている学校検診の場で、BMIが40(日本の基準では、BMI25以上が肥満)を超える肥満児に出会うことが珍しくなくなっているからです。

それでも、子どもたちは校外研修や町のイベントで楽しそうにしているので、「集まる場所づくり」や「それぞれが目標を持って、進んで体を動かす取り組み」など、子どもたちにも向けた積極的なアウトリーチが必要だと思わずにいられません。

もちろん、糖尿病になったからといって諦める必要はありません。適切、かつ継続的な治療と生活習慣の改善を進めることで認知症予防に繋がります。

「三つ子の魂百まで」といいます。幼い時に身につけた健康的な生活習慣は、一生の宝。きっと私たちは幼い頃、もっと歩いていたはずです。自分の人生を自分らしく謳歌するためにも、今より5分長く、500歩多く、歩く権利を取り戻しましょう！

④ビタミンD不足で認知機能の低下が進む

世の中アンチエイジングが大流行していますが、美容上の観点から、太陽の光を毛嫌いする方が多くなりました。しわやシミを防ぎたいということのようです。

しかし、骨量を保ち骨粗鬆症（こつそしょうしょう）を防ぐため、骨の健康に欠かせないのが「太陽のビタミン」とも呼ばれるビタミンDです。最近、このビタミンDは、脳の健康にも深く関わっていることが明らかになってきました。

アメリカの研究チームは、平均年齢75・5歳の高齢者382人を対象に、ビタミンDの血中濃度と認知機能の変化を長期間にわたって追跡調査しました。その結果、ビタミンD不足の人は、そうでない人に比べて、記憶力や判断力といった認知機能の低下が速いことが判明したのです。

特に、ビタミンD不足が深刻な人では、記憶力に関するテストのスコアが年に4％、判断力に関するテストのスコアが年に5％も低下していました。これは、ビタミンDが十分な人に比べて、明らかに速いスピードです。この傾向は、人種や民族、学歴、肥満度などを考慮しても変わらなかったことから、ビタミンD不足が認知機能の低下に直接的に影響している可能性が高いと考えられます。

興味深いのは、この研究に参加した高齢者のうち、なんと26・2％が明らかにビタミンD不足、35・1％がビタミンDが不足気味だったという点です。特に、アフリカ系アメリカ人やヒスパニック系の人たちは、白人よりもビタミンD不足の割合が高く、注意が必要だと指摘されました。

ビタミンDは、日光を浴びることで体内で生成されますが、現代人は室内での活動が中心で、日光を浴びる機会が減っています。また、ビタミンDを豊富に含む魚介類をあまり食べなくなっているので、食事からの摂取も十分とは言えません。

研究結果は、ビタミンD不足が認知症のリスクを高めるだけでなく、すでに認知機能が低下している人にとっても、さらなる悪化を招く可能性を示唆しています。

「健康寿命」を延ばすためには、ビタミンDの摂取は必須です。適度な日光浴を楽しみ、ビタミンDを多く含む食品（サーモンなどの魚介類、キクラゲ、キノコ類など）

を積極的に摂るようにしましょう。

私たちの脳の健康を守る隠れたヒーローが、ビタミンDです。お肌も大切ですが、いつまでも若々しい脳を保ちましょう。

⑤若年性認知症を防ぐには——生活習慣の変容が必須

認知症は高齢者特有の疾患という印象がありますが、65歳未満で発症した場合には若年性認知症といわれています。また若年性認知症の3割は50歳未満で発症し、とても怖い疾患です。若年性認知症は、子育てや仕事などをしている働き盛りの世代を襲う恐ろしい病気です。発症すれば仕事や日常生活に支障をきたし、本人だけでなく家族にも大きな負担を強いることになります。

従来、若年性認知症は遺伝的要因が大きいと考えられてきましたが、最近の研究から生活習慣が影響することが明らかになってきました。

２０２４年、イギリスの研究チームは、約35万６０００人のデータを分析し、若年性認知症の発症リスクを高める要因を調査し、15の要因を特定しました。

若年性認知症の発症要因には、遺伝的要因のほか、脳卒中・糖尿病・心臓病などの既往歴が挙げられてきました。しかし、この研究によって、「教育レベル、経済レベル、飲酒の習慣、社会的孤立、ビタミンD欠乏、握力の低下、うつ病」など、若年性認知症のリスクを高める他の要因が詳らかにされました。特にインパクトがあったのは、社会経済的レベルと教育レベルが低い場合、そうでない人に比べて、若年性認知症のリスクが2倍以上も上昇するという結果が得られたことです。

学歴が低いことが認知症リスクを高めるメカニズムについては、まだ解明されていませんが、いくつかの仮説が考えられます。ひとつは「認知予備能力」に関与する可能性です。知識や経験が脳に蓄積することで、あらゆるストレスに対する予備能力を高め、脳のダメージを補い、認知機能の低下を防ぐという考え方です。

若い頃から学習習慣を身につけ、新しい技術や新規のシステムを習得することでこの認知予備能力は鍛えられます。最近では、デジタル化に伴い、IT難民が増大し情報格差が生まれていますが、日頃から「変化」を厭わず、教えられることを苦としない方はどんどん新しい情報や技術を手に入れていきます。しかし、逆に「もう年寄りだから」とか「家族がなんでもやってくれる」とか「ばかにされるから人に聞けない」と躊躇される方は、閉じこもりがちになって、格差が広がる傾向があるようです。そうならないように、高齢者対象のスマホ教室など、学びやすい環境をどんどん増やしてもらいたいものです。

もう一つは生活習慣との関連です。学歴が低い人は健康に良い生活習慣を求めない傾向があるといわれます。喫煙や過度な飲酒、運動不足、不健康な食生活などをする傾向が高く、生活習慣病や認知症のリスクを高める可能性があると、あらゆる研究で示唆されています。

これはイギリスの調査で、もちろん学歴だけで認知症のリスクが決まるわけではありませんが、今回の研究結果は若い頃から勉強に励む習慣を身につけることは、将来の脳の健康を守る上で大きな意味を持つ可能性を意味するものです。

しかしながら教育レベルの低さは、貧困や差別と直接結びつく重大な問題です。国家レベルで高等教育や大学無償化の議論を進め、若い世代のみならず、多世代を対象に、学びにアプローチしやすい環境整備を進めてゆくべきです。

今さら頭を使いたくない……、と自ら諦める方もいらっしゃいます。「学び」は単なる知識の詰め込みではありません。読書や語学学習、新しい趣味やスポーツへの挑戦など、あらゆる形で脳を刺激することは、認知予備能力を高めるだけでなく人生を豊かにするでしょう。

「脳の健康」は人間の尊厳を守るために最優先される課題です。

さあ、学び続ける喜びを再発見し、未来の自分への投資を始めましょう。

第２部　参考文献

【糖尿病】

ヨーグルトの予防効果

・New York Times: Yogurt May Help Lower Risk of Developing Type 2 Diabetes, Study Finds (March 5, 2024)
・ハーバード大　BMC Med. 2014;12(1):215.
・スペイン Eur J Nutr. 2016 Feb;55(1):349-60.
・中国　Front Nutr. 2022 Sep 26:9:997636.
・メタアナリシス　Adv Nutr. 2022 Nov; 13(6): 2165–2179.

赤ワインと糖尿病

・https://www.mdpi.com/2072-6643/16/1/103/
・赤ワイン　Nutrients 2023 Dec 28;16(1):103.

低脂肪乳について

・Fatty acid biomarkers of dairy fat consumption and incidence of type 2 diabetes: A pooled analysis of prospective cohort studies (PLoS Med. 2018 Oct 10; 15(10):e1002670.)
・Nutr Diabetes. 2024; 14: 15.

人工甘味料を避けよ

・Artificial sweeteners and risk of type 2 diabetes: Results from the prospective NutriNet-Santé cohort（2023年2月、BMJ 誌）

白米→玄米

・Meta-AnalysisBMJ Open. 2022 Sep 27;12(9):e065426. doi: 10.1136/bmjopen-2022-065426.White rice, brown rice and the risk of type 2 diabetes: a systematic review and meta-analysis

コーヒーの糖尿病予防効果
・Nutrition Reviews. 2018;(76)395-417.
時間制限食の効用
・https://www.nytimes.com/2020/07/27/well/eat/intermittent-fasting-may-aid-weight-loss.html
・Cell Metab. 2020 Sep 1; 32(3): 366-378. e3.
・腸内細菌が関与 Biosci Microbiota Food Health. 2024; 43(3):170-182. doi: 10.12938/bmfh.2023-111. Epub 2024 Apr 29.
夜の間食は禁物
・夜食は太る Int J Obes (Lond). 2019 Sep; 43(9):1701-1711.
・イギリスの研究 Eur J Nutr. 2024; 63(1): 121–133.
孤独と糖尿病のリスク
・https://pubmed.ncbi.nlm.nih.gov/38458351/
・Diabetes Metab. 2024 May; 50(3):101526.
・糖尿病予備軍と孤独　Diabetes Metab. 2024 Mar; 50(2):101517.
不適切なストレスを減らす
・フィンランドの若者の研究（Young Finns Study）　Int J Cardiol. 2018 May 1:258:289-294.
・笑いヨガ　Front Endocrinol (Lausanne). 2023 Mar 31:14:1148468.
・糖尿病に及ぼすストレスの影響　Mayo Clin Proc. 2023:June 98(6):915-926
糖尿病に悪影響を及ぼすうつ病
・「Depression and diabetes」Dialogues Clin. Neurosci. 2018; 20(1):47-52. doi:10.31887/DCNS.
・協調ケア　JAMA. 2020 Aug 18; 324(7):651-662.
・英国の報告　BMJ. 2024; 384: e075847.
バイオリズムの乱れと糖尿病

・イギリスの調査　Nat Comm. 2023 Aug 24;14(1):5172.
ブルーライトは糖尿病リスクを高める
・ブルーライト実験　PLoS One. 2016; 11(5): e0155601.
・妊娠中のブルーライト　Ann N Y Acad Sci. 2022 Sep;1515(1):276-284.
・イギリスの調査　Environ Res. 2024 Apr 1:246:118070.
睡眠不足はリスクを高める
・JAMA　Netw Open.2024;7(3):e241147.
doi:10.1001/jamanetworkopen.2024.1147
禁煙のために電子タバコを活用
・Mayo Clin Proc. 2023 Jun; 98(6):915-926
・いまから禁煙してもおそい？ https://www.nejm.org/doi/full/10.1056/NEJMoa1803626
・電子タバコによる禁煙　Cochrane Database Syst Rev. 2022 Nov 17; 11(11):CD010216.
・電子タバコの禁煙支援　N Engl J Med. 2024; 390:601-610
歯周病と糖尿病
・Hajishengallis, G. (2022). Interconnection of periodontal disease and comorbidities: Evidence, mechanisms, and implications. Periodontology 2000, 89(1), 9-18.
・治療後の医療費　JADA. 2023:154(4):283-292.
サウナの糖尿病予防効果
・Mayo Clin Proc. 2023:June 98(6):915-926.
２分のウォーキングでも効果
・Sports Med. 2022 Aug;52(8):1765-1787.
doi: 10.1007/s40279-022-01649-4. Epub 2022 Feb 11.
・短い歩きと休憩　Effects of Different Exercise Strategies to

Improve Postprandial Glycemia in Healthy Individuals. Med Sci Sports Exerc. 2021 Jul 1;53(7):1334-1344.
doi: 10.1249/MSS.0000000000002607. PMID: 33481486.
運動はどの時間帯にやるか
・運動は朝か午後か　Cell Metab. 2022 Feb 1;34(2): 329-345.
・運動のタイミングと効果　Diabetes Care. 2024 May 1; 47(5):890-897.
座っている時間を減らす
・同上

【血圧】

血圧は140以下であれば十分！
・コクランレビュー　Cochrane Database of Systematic Reviews 2020, Issue 12. Art. No.: CD004349.
・糖尿病のあるアジア人の研究　Journal of the American Heart Association Volume 12, Number 23.
https://doi.org/10.1161/JAHA.123.030772.
・「SPRINT 研究」Engl J Med 2015;373:2103-2116.
①高血圧発症を左右する握力と歩行速度
・Scand J Med Sci Sports. 2023 Jun;33(6):989-999.
②昼寝は高血圧患者は要注意
・Hellenic J Cardiol. 2024 Jan-Feb: 75:26-31.
・中国の研究　Eur J Neurol. 2024 Sep;31(9): e16382.
・メイヨー・クリニック https://www.mayoclinic.org/healthy-lifestyle/adult-health/in-depth/napping/art-20048319.
③頭の上下動が高血圧を改善させる
・Nat Biomed Eng. 2023 Nov; 7(11):1350-1373.
④「座りすぎライフスタイル」と高血圧

・Scand J Med Sci Sports. 2024 Jan;34(1):e14539.
doi: 10.1111/sms.14539. Epub 2023 Nov 17.
⑤睡眠不足も寝すぎもダメ？
・イギリスの研究　Nat Commun. 2023 Nov 4;14(1):7096.
doi: 10.1038/s41467-023-42758-6.
⑥高血圧患者の運動のポイント
・Hypertension. 2023 Nov;80(11):2455-2463.
doi: 10.1161/HYPERTENSIONAHA.123.21663. Epub 2023 Sep 5.
⑦スマホの長時間通話と高血圧リスク
・Eur Heart J Digit Health. 2023 May 4; 4(3):165-174.
⑧サウナの効果
・サウナと運動　Am J Physiol Regul Integr Comp Phy. 2022 Sep 1; 323(3):R289-R299.
doi: 10.1152/ajpregu.00076.2022. Epub 2022 Jul 4.
・長期間調査　Am J Hypertens. 2017;30(11):1120–1125.
⑨炭水化物はとったほうがいい
・Nutrients. 2023 Nov 17; 15(22):4817. doi: 10.3390/nu15224817.
※ヨーロッパのゲノム研究　FinnGen：42,857例 / 162,837対照；UK バイオバンク：77,723例 / 330,366対照）
⑩代替塩の効果
・https://www.nejm.org/doi/full/10.1056/NEJMoa2105675
・高血圧の人の調査　N Engl J Med. 2021 Sep 16;385(12):1067-1077.
⑪カロナールは要注意
・Circulation. 2022 Feb 8; 145(6):424-426.
⑫フレイルと高血圧の因果関係
・J Hum Hypertens. 2024 Apr;38(4):329-335.
doi: 10.1038/s41371-024-00901-w. Epub 2024 Feb 15.

【認知症】

①速く歩くほど認知症リスク減
・Alzheimers Res Ther. 2023 Jan 9;15(1):9.
doi: 10.1186/s13195-022-01158-6.
②うつ病と認知症は隣り合わせ
・うつ病と認知症リスク　Biol Psychiatry. 2023 May 1;93(9):802-809.
・うつ病の運動治療　BMJ. 2024 Feb 14;384:e075847.
doi: 10.1136/bmj-2023-075847.PMID: 38355154
③若年性糖尿病は、認知症のリスクを倍増させる
・JAMA. 2021;325(16):1640-1649.
④ビタミンＤ不足で認知機能が低下
・JAMA Neurol 2015 Nov; 72(11):1295-303.
⑤若年性認知症を防ぐには
・JAMA Neurol. 2024 Feb 1; 81(2):134-142.

謝辞

本書執筆にあたり、篠田里佐さんに最終文献を集めてもらい、医学的なアドバイスをいただきました。深謝いたします。

おわりに

最後までお読みになられた方は感じられたことでしょうが、本書はいろいろな意味で画期的な本だと思います。

さまざまな持病の予防やそれを悪化させないための医学常識のようなものがあるわけですが、世間で信じられているものは多くの場合、最新のものではありません。

新たな研究によって覆されることがままあるのです。

本書の共著者である岡本先生は、血糖値を下げ過ぎるより、ゆるやかにコントロールしたほうがいいという外国の大規模調査を日本で初めて紹介した、私が糖尿病治療でもっとも信頼できると思っている医師です。

今回も、多くの新しい知見を紹介してくださいました。

おそらく多くの人のお役に立てることでしょう。

ただ、岡本先生も強調し、私も痛感しているように、ストレスがいろいろな病気や寿命に悪影響を与えることも事実です。

だから、本書に書かれていることの実行がストレスになる場合は、無理をする必要はありません。やれそうなことを、ストレスに感じないままで取り入れるのがいちばんだと信じています。

また、本書で紹介される研究成果も別の研究で覆されることもあるでしょうし、日本人にはあてはまらないこともあるかもしれません。高齢者には当てはまらないこともあり得るような気もします。

問題は、日本の医者たちの多くがこういう新しい知見に無頓着だったり、不勉強だったりで古い医学常識を押し付けることです。また本書で紹介される研究を見ればわかるように、日本では役に立つ大規模調査がほとんど行われていないことです。

少なくとも目の前の医者が言うことより、本書に書かれていることのほうが新しい知識だし、役に立つことが多いと信じています。

和田秀樹

和田秀樹（わだ・ひでき）
1960年、大阪府生まれ。精神科医。東京大学医学部卒業後、東京大学医学部附属病院精神神経科助手、米国カール・メニンガー精神医学校国際フェローを経て、現在、和田秀樹こころと体のクリニック院長、川崎幸病院精神科顧問、一橋大学経済学部非常勤講師、立命館大学生命科学部特任教授。
主な著書に、『70歳が老化の分かれ道』（詩想社）、『80歳の壁』（幻冬舎）、『どうせ死ぬんだから』（SBクリエイティブ）、『長生きはメンタルが９割』（徳間書店）、『70歳を過ぎたら飲んではいけない薬とサプリ』（かや書房）、『医者にヨボヨボにされない47の心得』（講談社）など多数。

岡本　卓（おかもと・たかし）
1960年、京都生まれ。医師、医学博士。東京大学医学部卒業後、東京大学医学部附属病院第３内科、自治医科大学附属病院などを経て、92年より博士研究員としてハーバード大学医学部へ。95年に同大医学部講師、97年クリーブランドクリニック財団ラーナー研究所助教授就任。98年オハイオ州立大学助教授兼任。99年理化学研究所脳科学研究センター、チームリーダー就任。2001年Ｋ＆Ｉオホーツク海病院勤務の後、09年に北海道北見市で、愛し野内科クリニックを開業。
主な著書に、『薬が減らせて、血糖値にもしばられない　糖尿病最新療法２』『アルツハイマー病とは何か』（以上KADOKAWA）、『腎機能がよくなる方法を１冊にまとめてみた』（マキノ出版）。

糖尿病・高血圧・認知症
持病を悪化させない生き方
60歳過ぎを楽しく生きる

第1刷　2024年12月31日

著　者　　和田秀樹
　　　　　岡本　卓
発行者　　小宮英行
発行所　　株式会社徳間書店
〒141-8202　東京都品川区上大崎3-1-1
目黒セントラルスクエア
電　話　編集(03)5403-4344／販売(049)293-5521
振　替　00140-0-44392

印刷・製本　中央精版印刷株式会社

ISBN978-4-19-865776-5